AF826396

Anusati Thumm & Maria M. Kettenring

Zitrusdüfte

Die Heilkraft der ätherischen Öle von Orange, Zitrone, Limette und Co.

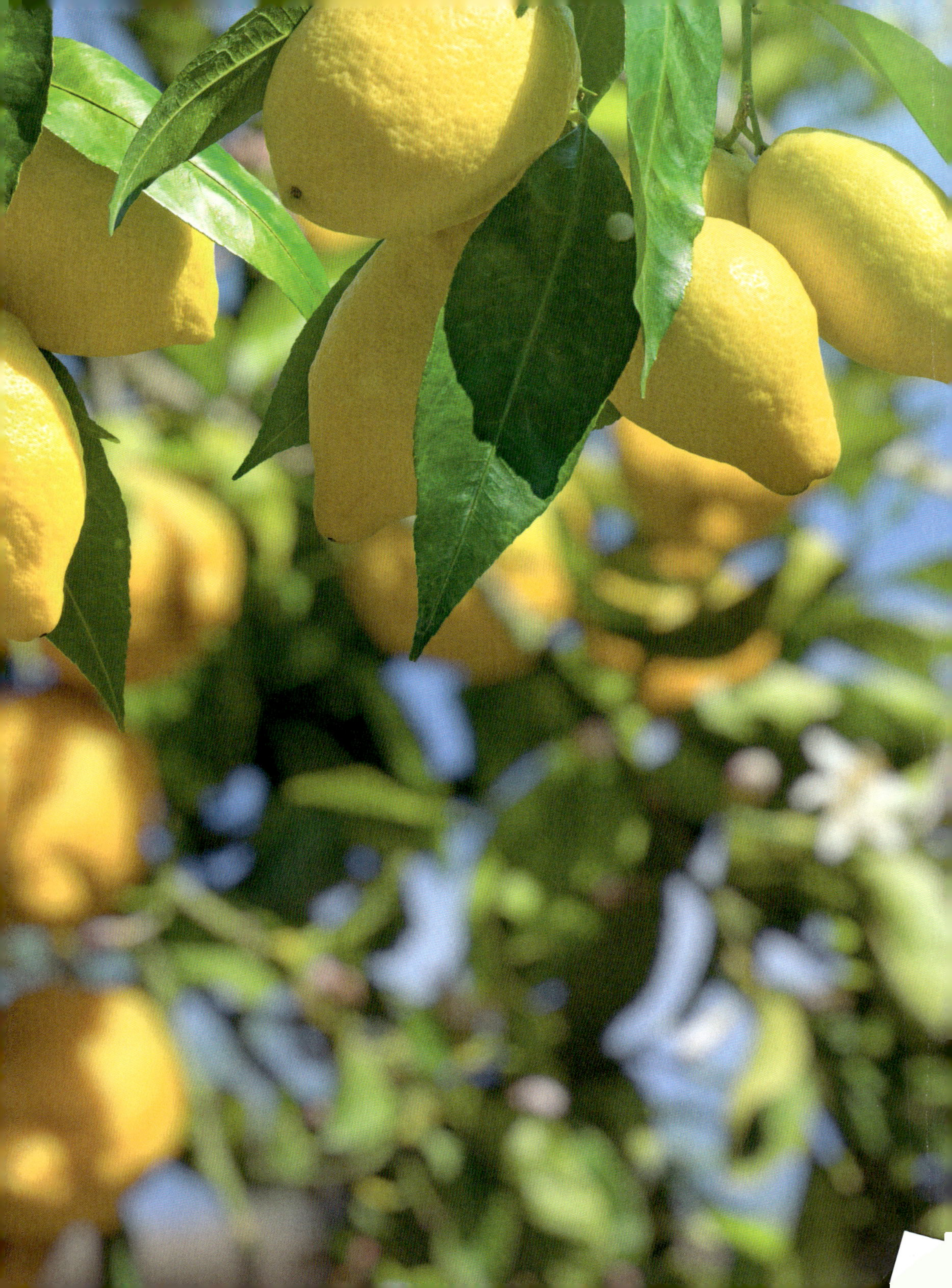

Anusati Thumm & Maria M. Kettenring

ulmer

Zitrusdüfte

Die Heilkraft der ätherischen Öle von Orange, Zitrone, Limette und Co.

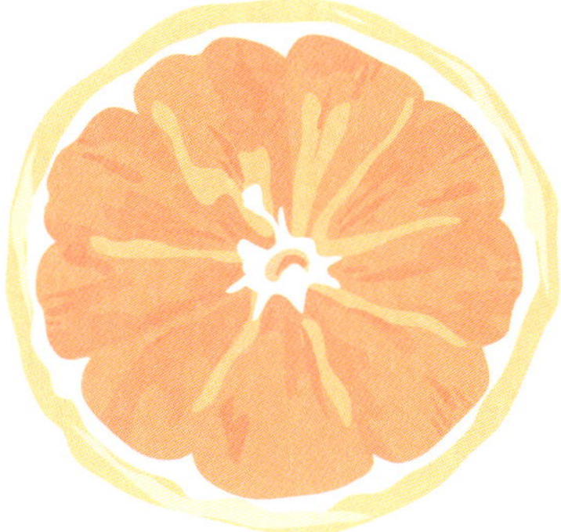

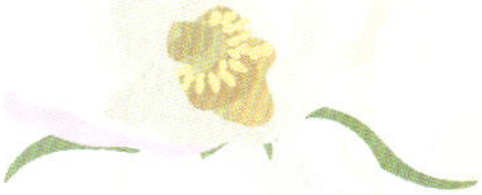

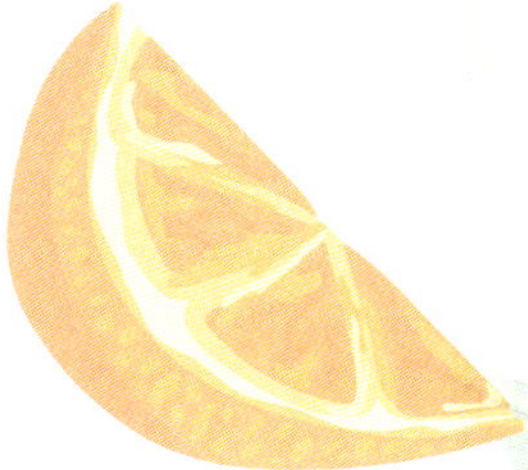

Vorwort

Sehr gerne erinnere ich mich an meine Duft- und Studienreise nach Sizilien vor sieben Jahren. Die Insel begeisterte mich mit ihrer geschichtsträchtigen Kultur im Handumdrehen. Am Ende waren es jedoch die Sinneseindrücke der duftenden Zitrushaine, die für mich zu einem Höhepunkt meiner weltweiten Reisetätigkeiten wurden und einen tiefen Eindruck in mir hinterlassen haben. Was für ein Dufterlebnis und welche Farbenpracht! Wir alle waren berauscht von der Fülle an Sinnesreizen, die täglich mit saftigen Orangentorten und anderen kulinarischen Köstlichkeiten gekrönt wurden. Lebensfreude, Heiterkeit und umfassendes Wohlgefühl sind seitdem für mich untrennbar mit Zitrusfrüchten, ihren Düften und ihren lebendigen Farbschattierungen von Grün, Gelb und Orange verbunden.

Ein Highlight dieses Buches ist für mich die Entdeckung der japanischen Yuzu-Zitrone, die erst in den letzten Jahren in Europa bekannt wurde. Ihr ungewöhnlich blumiger Zitrusduft begeistert mich und könnte ein neuer Liebling werden. Die Bilder von mit Yuzu-Früchten gefüllten Schwimmbecken in japanischen Badetempeln und den selig entspannten Gesichtern der Badegäste sprechen für sich.

Neroli kenne und liebe ich dagegen schon sehr lange und kann mich nicht daran sattriechen. Der betörende Duft der Bitterorangenblüte verzaubert mich immer wieder neu und ist in Mischung mit Rose mein duftender Inbegriff von Liebe und Glück. Er schenkt mir Leichtigkeit, streichelt mein Herz, beruhigt angespannte Nerven und verbindet mich mit der Schönheit der Natur. Das Kapitel über Neroli weckt schönste Erinnerungen an Bitterorangengärten in Ägypten.

Der JOY Verlag beweist mit diesem Buch wieder einmal liebevolles Engagement und schließt eine Lücke im Reigen der Aroma-Literatur. Es freut mich ganz besonders, dass er mit Anusati und Maria zwei meiner Lieblingsautorinnen dafür gewinnen konnte. Ich kenne ihre Begeisterung für Aromatherapie und Aromakultur, seit es PRIMAVERA gibt. Ihr tiefgründiges Wissen und das sinnliche Erleben der wertvollen ätherischen Ölen genieße ich als Kollegin, Kursteilnehmerin und Freundin.

„Zitrusdüfte" erfüllt alle meine Wünsche an ein Buch über die allseits beliebten Agrumenöle. Es erzählt berührende Geschichten und bringt uns die vielfältigen Duftsensationen näher, auch ohne, dass wir sie riechen können. Gründlich recherchiert, vermittelt es fundiertes Pflanzenwissen auf anschauliche und inspirierende Art und Weise. Alles Wissenswerte über Inhaltsstoffe, Wirkung und Anwendung der einzelnen Öle ist übersichtlich und kompakt zusammengefasst. Die Vielfalt der unterschiedlichen Formen und Farben der Früchte bietet dem Auge mit herrlichen Fotos und grafischen Darstellungen reichlich Nahrung. Die Texte spannen einen Bogen von persönlichen Erfahrungen bis zum wissenschaftlichen Exkurs. Die Notwendigkeit zertifizierter Bio-Qualität der Öle wird ebenso in den Fokus gerückt wie die professionelle Analytik.

Die Lektüre regt an zum Ausprobieren, Mischen, Erleben und Genießen. Ich bin von Herzen gerne Botschafterin für dieses gelungene Werk! Und so danke ich allen, die an diesem wunderbaren Buch mitgewirkt haben, und lege es dir, liebe*r Leser*in, zur genussvollen Lektüre in die Hände.

Ute Leube
PRIMAVERA Mitgründerin
und -eigentümerin

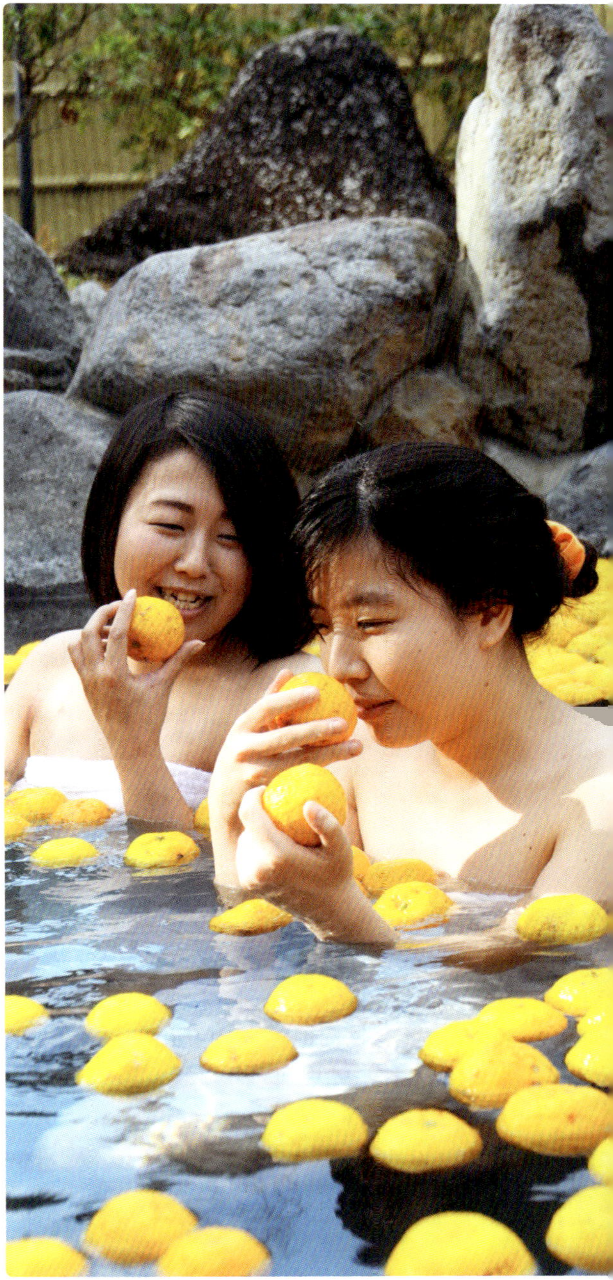

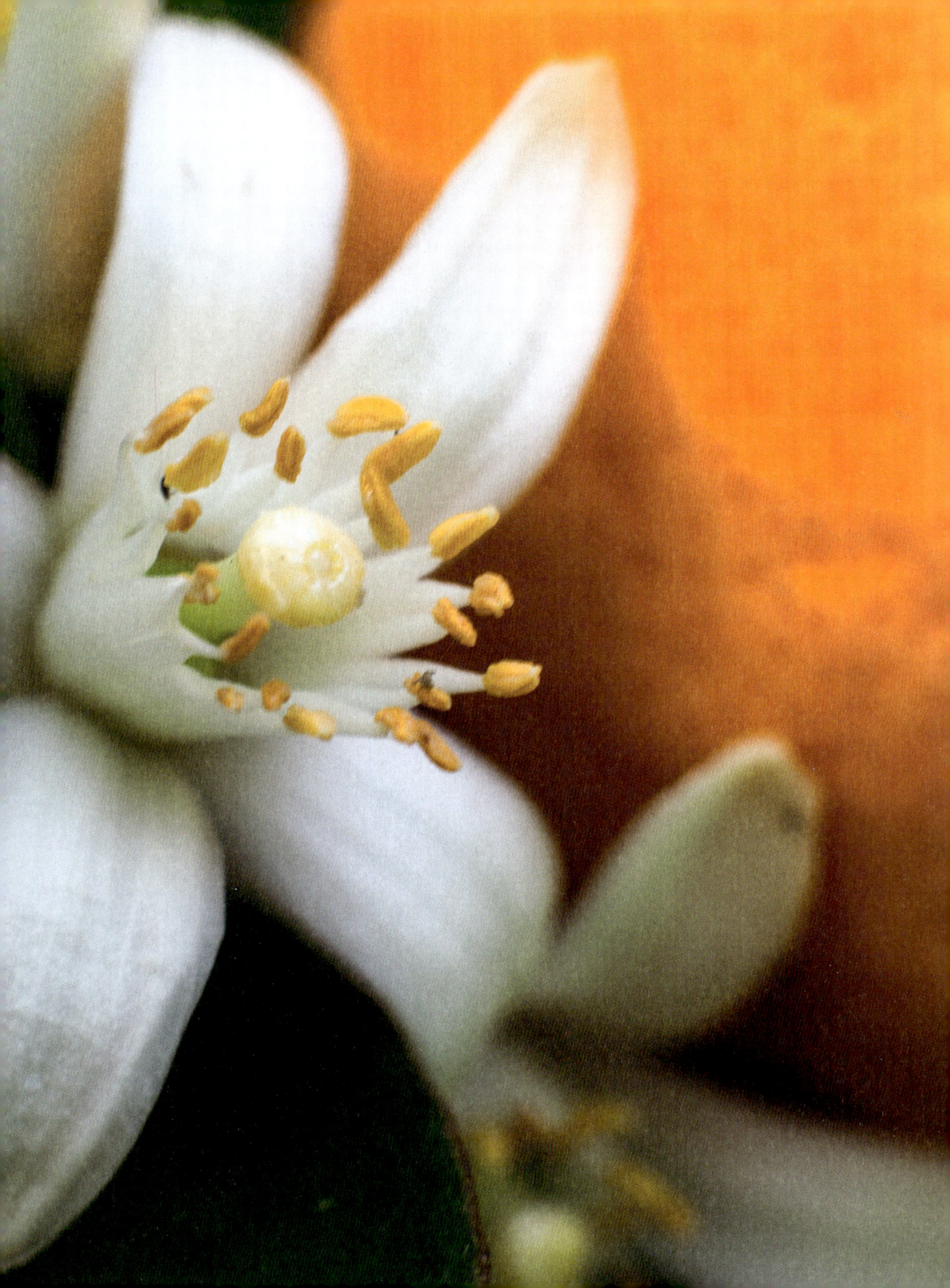

Einleitung

Der Anblick sonnenverwöhnter Zitrusgärten, ihre goldenen Früchte und erfrischenden Düfte wecken Heiterkeit und Sinnesfreuden – Lebensfreude pur!

Wir freuen uns, mit diesem Buch unsere Begeisterung über die vielseitig einsetzbaren und beliebten Zitrusdüfte weitergeben zu dürfen. Seit 35 Jahren arbeiten wir mit naturreinen Düften, und insbesondere Zitrusöle gehören zu unseren nützlichen Begleitern im täglichen Leben.

Wie alle ätherischen Öle haben auch die Zitrusöle vielfältige Wirkweisen.

Sie werden von unserem Körper über die Haut, durch innere Einnahme oder in Form von Duftmolekülen über die Nase aufgenommen. Als Duftinformation gelangen sie über elektro-chemische Impulse in das sogenannte „Riechhirn“, das limbische System, das auch als der olfaktorische Teil unseres Gehirns bezeichnet wird. Dort beeinflussen sie die Produktion körpereigener Botenstoffe, wodurch Gefühle ausgelöst und Erinnerungen wachgerufen werden.

Zitrusöle beruhigen die Nerven, fördern Konzentration und Entspannung und bringen Frische und Leichtigkeit in unser Leben. So unterstützen beispielsweise Orangen- oder Grapefruitdüfte die Ausschüttung des Glückshormons Dopamin. Fast alle Zitrusöle haben neben ihrer stimmungshebenden Wirkung auch keimreduzierende Eigenschaften und eignen sich besonders gut zur Verbesserung der Raumluft. Daher werden sie gerne zur Raumbeduftung in Wohn- und Arbeitsräumen sowie in Behandlungsräumen therapeutischer Praxen eingesetzt.

Die meisten der in diesem Buch vorgestellten Zitrusöle sind klassische Einsteigeröle, die unter Berücksichtigung einiger wichtiger Hinweise problemlos in der Aromapflege, für Detoxanwendungen und in der Aromaküche verwendet werden können.

Wir laden Sie herzlich ein, mit uns in die wunderbare Welt der Zitrusdüfte einzutauchen und die Heilwirkungen und Anwendungsmöglichkeiten für sich, Ihre Familie und Freunde zu entdecken.

März 2021,
Anusati Thumm
Maria M. Kettenring

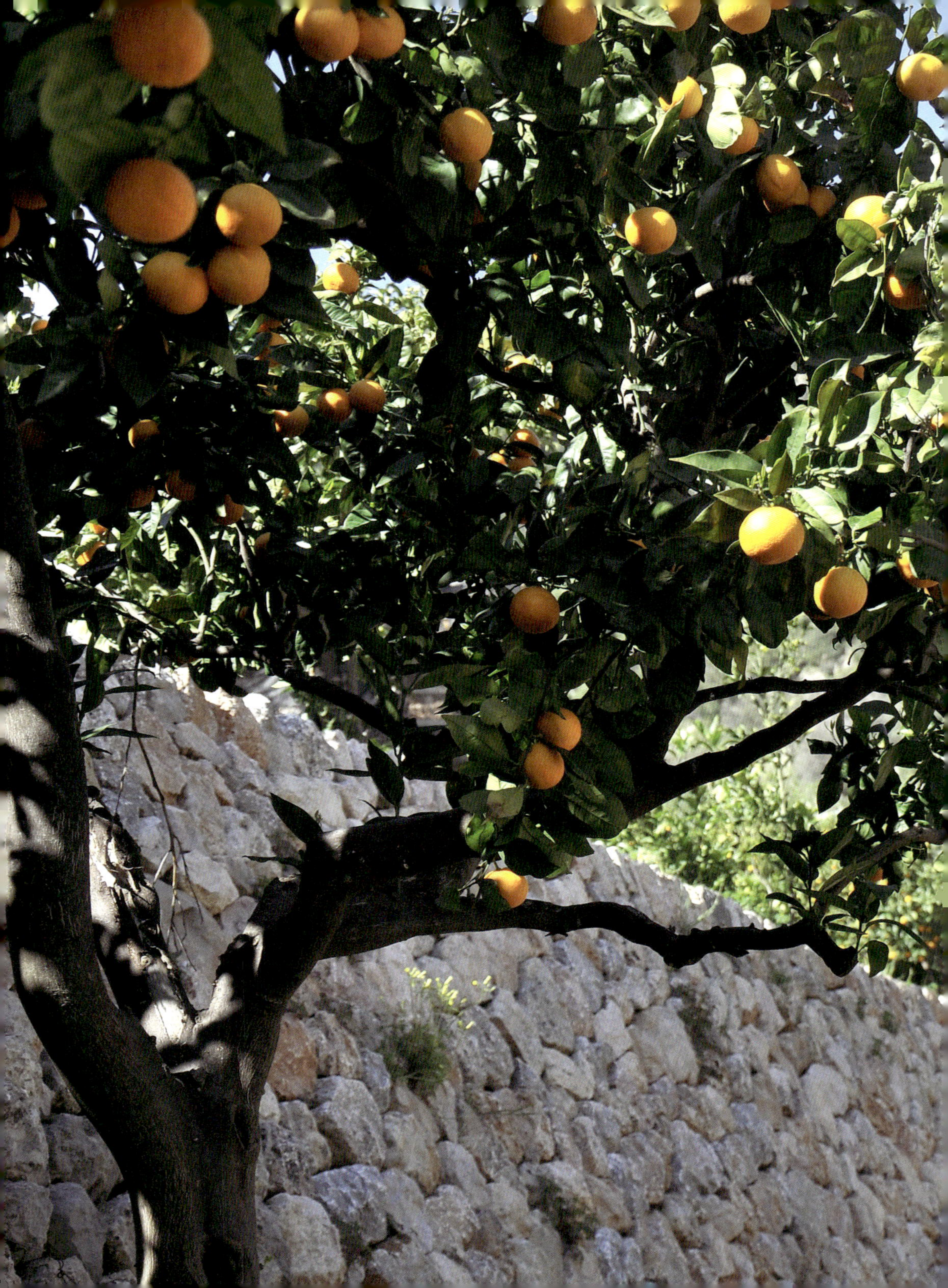

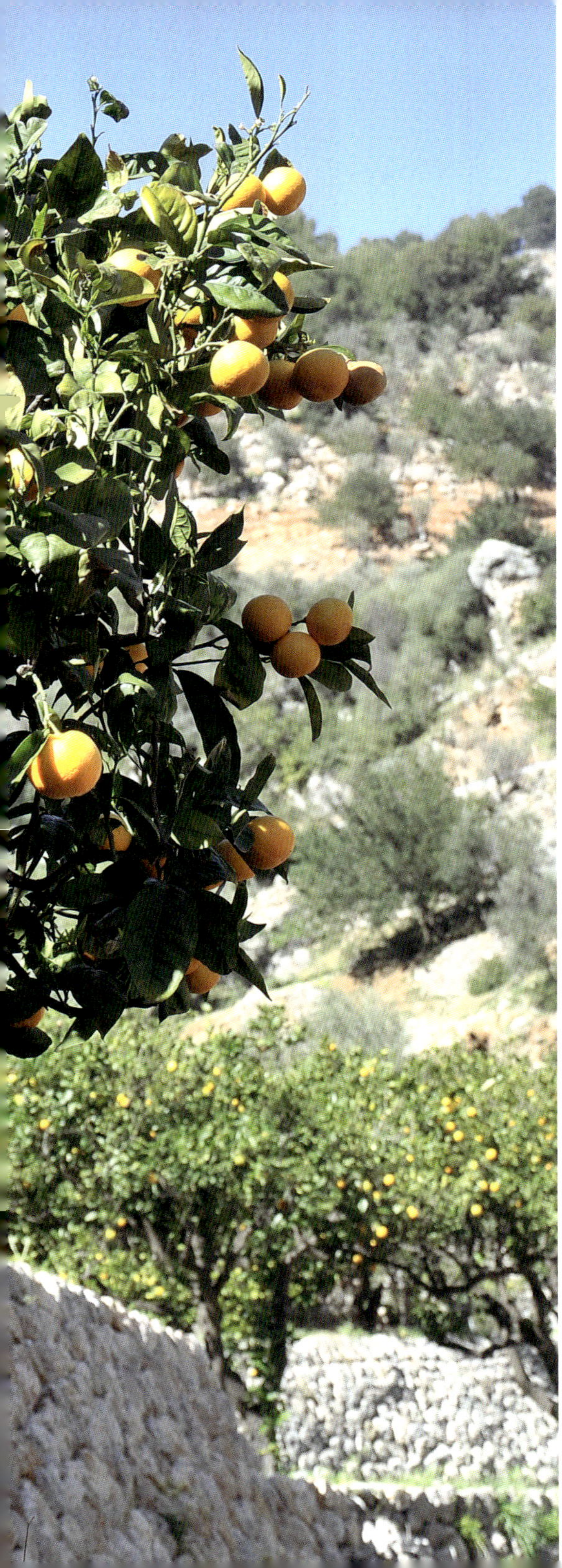

Zitrus-pflanzen und ihre Früchte

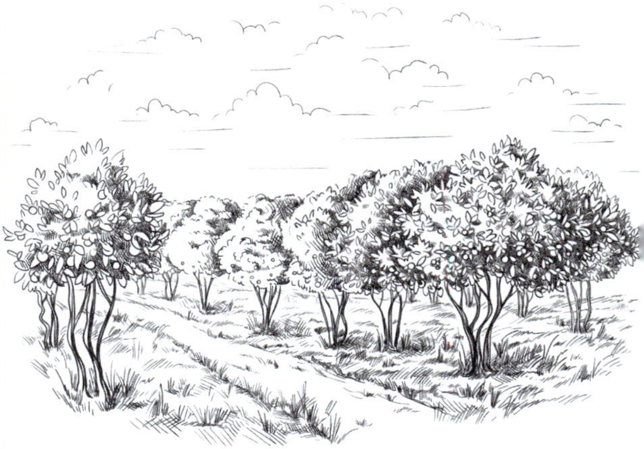

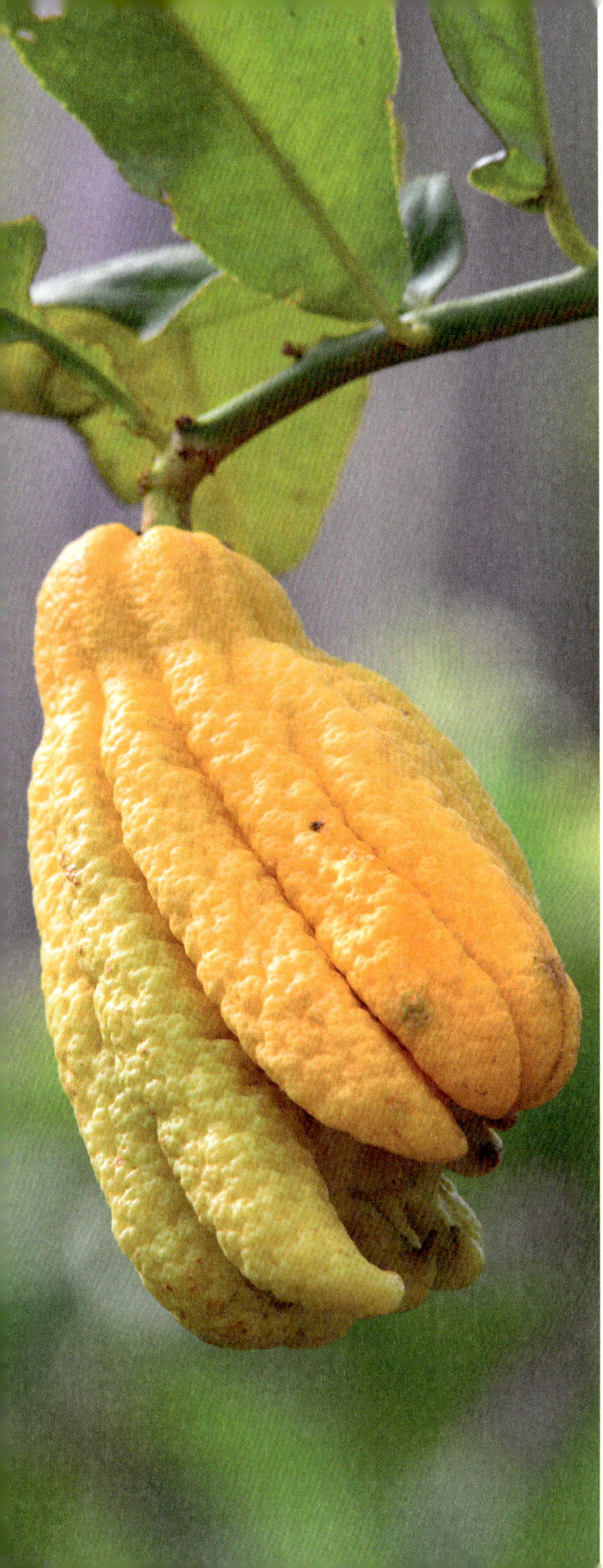

Zitrusarten

Die Gattung Citrus wird der großen Familie der Rautengewächse (Rutaceae) zugeordnet, zu der überwiegend wärmeliebende Pflanzen, die in den tropischen und subtropischen Gebieten der Nord- und Südhalbkugel beheimatet sind, zählen.

Zu den Rautengewächsen gehören so viele Gattungen und Arten, dass zur Erfassung der Verwandtschaftsverhältnisse Unterfamilien, Stämme und Unterstämme differenziert werden.

Allein die Gattung Citrus mit ihren 16 Arten (nach Swingle) ist mit 12 weiteren Gattungen zu dem Unterstamm der Citrinae innerhalb der Unterfamilie der Aurantioideae zusammengefasst.

Die meisten der über 1600 Arten dieser großen Familie haben ihre Heimat in Südafrika und Australien.

Die Weinraute (Ruta graveolens) und der unter Staudenliebhabern bekannte Diptam (Dictamnus albus) sind bekannte Vertreter der Familie aus Regionen nördlich der Alpen.

Nach heutigem Stand der Wissenschaft sind alle uns bekannten Zitrusarten genetisch auf die chinesische Buchsorange (Severinia buxifolia)

◄

Buddhas Hand, eine auffallende Form der Zitronat-Zitrone

zurückzuführen. Das ist ein ca. 1,5 m großer Strauch mit immergrünen buchsartigen Blättchen, kleinen duftenden Blüten und fast schwarzen Beerenfrüchten. Die Heimat der Buchsorange ist Südchina.

Zitrusarten werden in erster Linie nach Form und Aufbau ihrer Früchte, nach dem Duft ihres ätherischen Öls und der Form ihrer Blätter bestimmt.

Dies liegt vor allem daran, dass sich alle Arten sehr leicht untereinander kreuzen und Mutationen, die nicht an Nachkommen vererbt werden, hervorbringen können. Dadurch ist die Abstammung nicht immer eindeutig zu erkennen.

Alle Arten sind wärmeliebend und nur wenige vertragen es, wenn die Temperatur unter 0 °C rutscht. In Höhenlagen sind sie – je nach Region – bis ca. 600 m. ü. M. kultivierbar.

Bei hoher Luftfeuchtigkeit sind die Pflanzen anfälliger für Krankheiten und Schädlinge.

Zitruspflanzen sind kleine bis mittelgroße Bäume, von denen manche bis 12 m hoch werden können (z. B. der Bitterorangenbaum). Zitrusbäume sind immergrün und besitzen ein sehr hartes, dauerhaftes Holz, das optisch kaum Jahresringe erkennen lässt. Dadurch ist die Altersbestimmung anhand von Ringen nicht immer möglich.

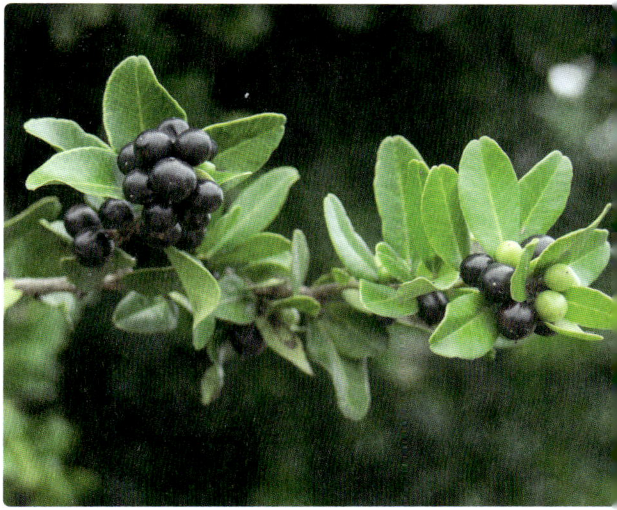

▲ *Vorfahre der Zitruspflanzen: die chinesische Buchsorange (Severinia buxifolia)*

In den Blattachsen an den Zweigen befinden sich häufig einzeln auftretende Dornen. Die ledrigen, eiförmig bis elliptisch geformten Blätter sind häufig geflügelt. Nach ein paar Jahren werden sie abgestoßen und neue Blätter wachsen nach.

Auf der Blattoberseite sind kleine Punkte zu sehen. In diesen für die Gattung typischen Öldrüsen sind die ätherischen Öle enthalten. Bei Verletzung der Blattoberseite wird ein angenehm aromatischer Duft freigesetzt. Ätherische Öle befinden sich nicht nur in den Blättern, sondern auch in den Blüten und in den Früchten. Die weißen, süßlich duftenden Blüten bilden sich einzeln oder zu mehreren in doldigen Trauben in den Blattachsen.

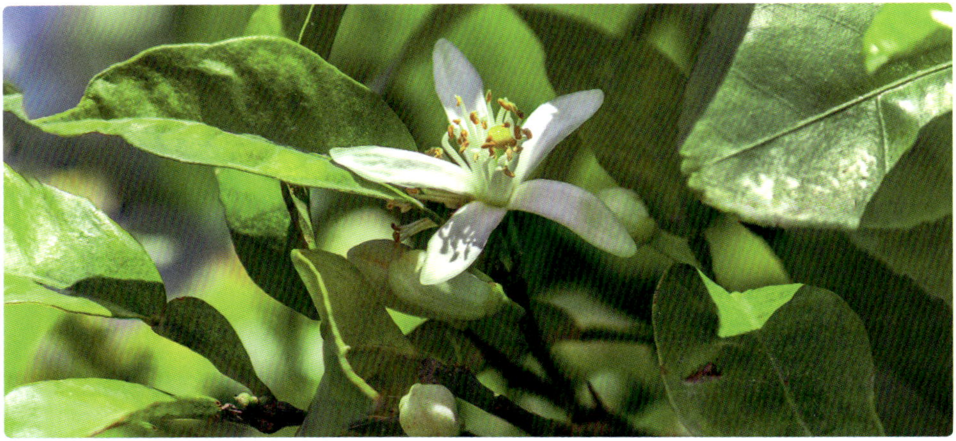

▲
Duftende Blüte des Bitterorangenbaums

Aufbau der Zitrusfrucht

Zitrusfrüchte gehören botanisch zu einer besonderen Art der Beerenfrüchte: Das typische Merkmal der sogenannten Panzerbeeren (Endokarp-Beeren) ist ihre ledrige Schale.

Als Carl von Linné (1707–1778) einen passenden Begriff für diese hartschaligen Beeren suchte, inspirierten ihn die Geschichten der griechischen Mythologie über die goldenen Früchte aus dem Garten der Hesperiden. Damit war die Bezeichnung „Hesperidium" (Plural: Hesperidien) als botanische Bezeichnung für diese Sonderform geboren und wird noch heute vor allem für Zitrusfrüchte verwendet.

Die äußere Haut bildet das Exokarp (Flavedo). Es handelt sich um eine mit Wachs bedeckte harte Schale aus carotinoidhaltigem Gewebe, in das die

▶
Querschnitt eines Hesperidiums

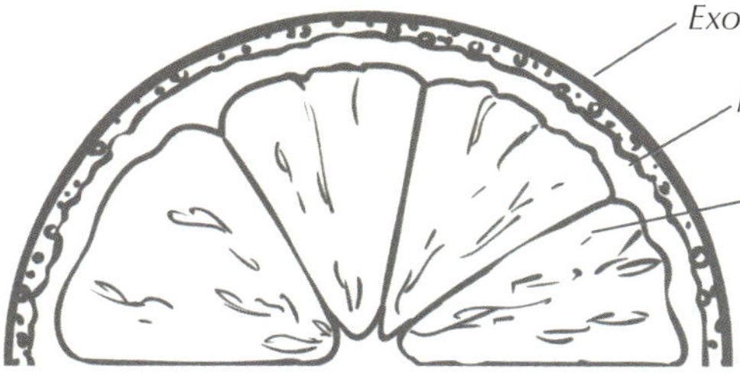

Öldrüsen mit den ätherischen Ölen eingebettet sind.

Das darunterliegende Mesokarp (Albedo) ist weiß, schwammartig und faserig. Es weist einen hohen Pektin-, Vitamin-C- und Glykosidgehalt auf. Das eigentliche Fruchtfleisch wird als Endokarp bezeichnet. Es besteht aus dünnen Häutchen, die 8–12 Fruchtsegmente (Schnitze) umhüllen. In den Schnitzen befinden sich die Saftschläuche. Der darin enthaltene Saft ist reich an Vitamin C, Fruchtsäuren, Mineralstoffen und etwas ätherischem Öl.

Je nach Zitrusart sind Mesokarp und Endokarp unterschiedlich dick. Eine Zitronat-Zitrone hat beispielsweise ein sehr dickes Mesokarp, die Mittelmeer-Mandarine hingegen ein sehr dünnes, sodass wir es beim Schälen der Frucht kaum sehen.

Aufgeschnittene Zitronat-Zitrone

▼

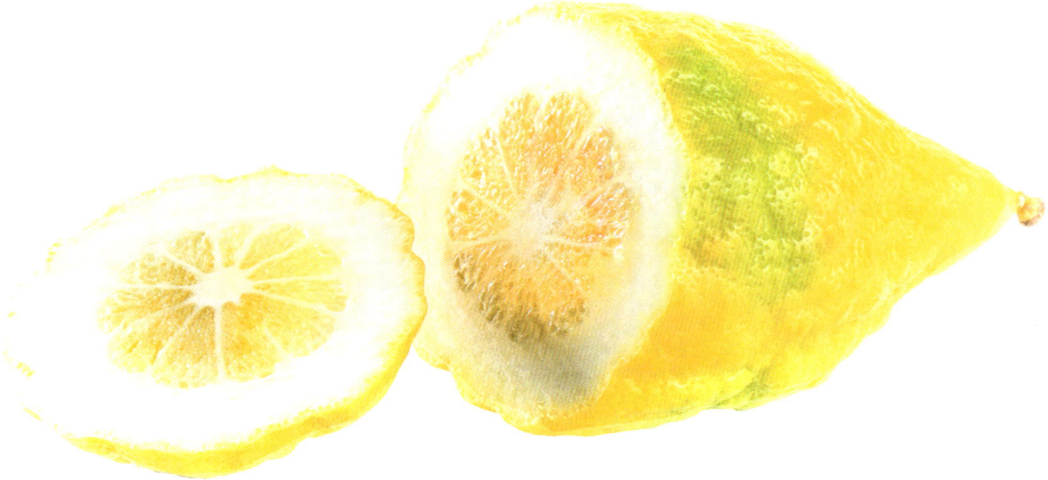

Altbewährte Kulturpflanzen

Ursprung am Fuße des Himalaja

In China dienten Zitrusbäume bereits lange vor unserer Zeitrechnung als wertvolle Nutz- und Heilpflanzen. Man vermutet, dass der Ursprung der bewussten Kultivierung von Zitrusbäumen in den subtropischen Ländern am Fuße des Himalaja liegt und sich von dort bis nach China verbreitete.

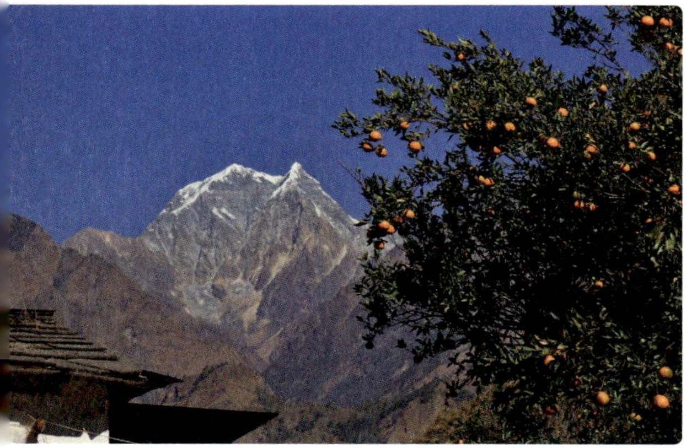

▲ *Mandarinenbaum mit Mount Nilgiri, Nepal*

Die Geschichte der Kultur von Zitruspflanzen begann wohl schon vor mehreren Tausend Jahren. Im Laufe der Zeit entstanden sehr viele Hybriden und Mutanten, die bewusst oder unbewusst selektiert und gezüchtet wurden. So entwickelten sich Formen, die wiederum leicht miteinander gekreuzt werden konnten – auf diese Weise entstand ein wahres „Durcheinander", wie mancher Botaniker behauptet.

Alle Zitrusflanzen, die heute in den großen Plantagen rund um den Globus in großen Mengen angebaut werden, sind nach heutigem Stand der Wissenschaft jedoch auf nur drei reine Zitrusarten zurückzuführen – sie werden manchmal auch als die „Urmütter" bezeichnet.

- ➜ Zitronat-Zitrone (Citrus medica)
- ➜ Mandarine (Citrus reticulata)
- ➜ Pampelmuse (Citrus maxima)

Im Laufe der Entwicklungsgeschichte bildete sich aus diesen Urmüttern die Gruppe der Orangenbäume mit entweder süßen oder bitteren Früchten. Es handelt sich hierbei um eine Kreuzung zwischen Mandarine und Pampelmuse. Je bitterer die Früchte sind, desto höher ist der genetische Anteil der Pampelmuse. Die süßen Früchte enthalten mehr genetische Informationen der Mandarine (siehe Seite 51). Wesentlich später entstand durch eine Kreuzung zwischen Bitterorangen und Zitronat-Zitronen die Gruppe der Zitronen.

Chinesischen Aufzeichnungen aus der Zeit zwischen 800 bis 500 v. Chr. ist zu entnehmen, dass Zitrusarten bereits vor 4000 Jahren in China genutzt wurden.

Im chinesischen Kaiserreich galt die Mandarine lange Zeit als die wertvollste Zitrusfrucht. Sie war vor allem dem Kaiser, Fürsten oder hohen Beamten (Mandarin) vorbehalten. Der Kaiser schickte seinen in verschiedenen Provinzen lebenden Mandarins in Seidenpapier eingewickelte Mandarinen. Sie galten als Zeichen der Wertschätzung und dienten als Aufforderung, zum Kaiserpalast zu kommen, um Rat zu halten. Mandarinen und Orangen gehören in China noch heute zu den glückverheißenden Symbolen.

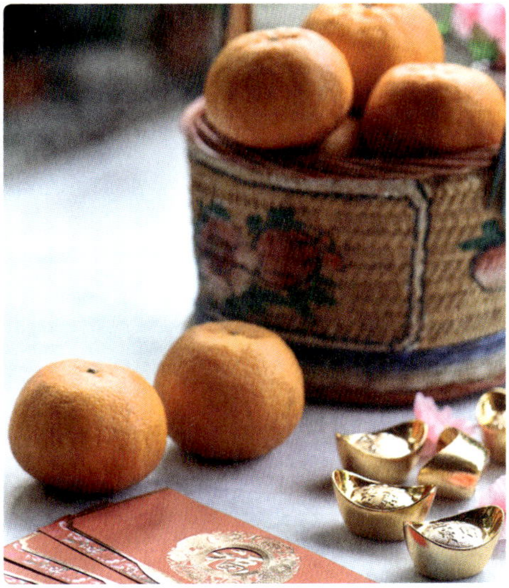

Die Bezeichnung „Mandarin“ wurde erst im 16. Jahrhundert von portugiesischen Seefahrern geprägt. Noch heute ist es im westlichen Sprachgebrauch der Ausdruck für einen hochgestellten chinesischen Beamten. Dies könnte eine Erklärung dafür sein, wie die Frucht Mandarine zu ihrem Namen kam.

Auch der Ursprung der Bezeichnung „Orange“ führt zurück nach Asien. Er leitet sich indirekt von Nagaranja oder Nagarunga (Sanskrit) ab, und bedeutet „gefällt den Elefanten“. „Naranje“ war der persische Name für den Orangenbaum. Hieraus leiteten sich im romanischen Sprachraum das Wort „Naranja“ und später die uns heute geläufige Bezeichnung „Orange“ ab.

Der „medische Apfel“

Lange bevor die Zitrusfrüchte Einzug in die südlichen Regionen Europas hielten, gelangten sie nach Persien und wurden dort kultiviert. Dazu gehörte vor allem die Zitronat-Zitrone (Citrus medica) aus Nordindien.

Der Namenszusatz „medica“ verweist auf das Land der Meder, die in Teilregionen des heutigen Irans lebten. Zur Zeit Alexanders des Großen (356–323 v. Chr.) gelangte die Pflanze u. a. nach Palästina, wo sie Ende des

7. Jahrzehnts v. Chr. sogar auf Münzen geprägt wurde.
Jüdische Einwanderer brachten die Pflanze mit den großen, zitronenartigen Früchten bereits im 1. Jahrhundert (n. Chr.) nach Italien, wo sie nun seit 2000 Jahren angebaut wird. Sie gilt als die erste Zitrusfrucht des Mittelmeerraums.

Noch heute ist die Zitronat-Zitrone mit definierten Merkmalen ein wichtiger symbolischer Bestandteil des jüdischen Laubhüttenfests (Sukkot, Erinnerung an die Flucht aus Ägypten). Die Frucht wird „Etrog" genannt: Zur Verwendung für das Fest muss sie rein und makellos sein. Dies wird vor dem Erwerb gründlich untersucht. Verwendet wird u. a. die Sorte „Diamante", die ausschließlich an einem Küstenstreifen Nordkalabriens wächst.

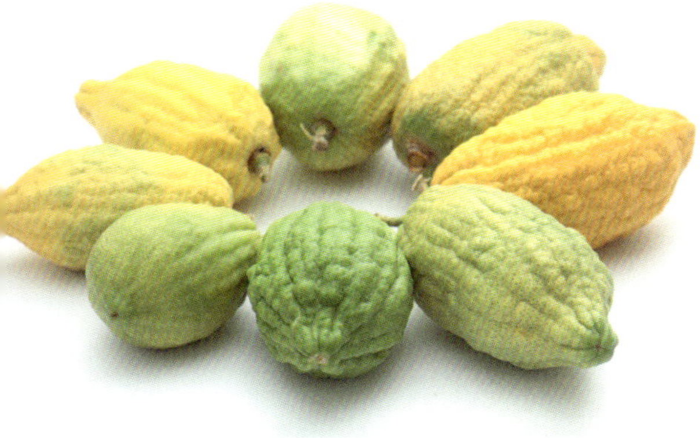

▲ *Zitronat-Zitronen*

Die goldenen Äpfel der Hesperiden

In der Epoche des Hellenismus (336–30 v. Chr.) wurden Zitrusfrüchte hochgeschätzt. Zitronat-Zitronen, Zitronen und Bitterorangen wurden auf Mosaiken und Fresken abgebildet. Der griechische Philosoph und Botaniker Theophrast erwähnte in seinen Schriften den Wohlgeruch von Blüte, Blatt und Frucht der Zitronat-Zitronenpflanze, hielt die Frucht aber nicht für essbar.
In der griechische Mytologie spielte die Bitterorange eine besondere Rolle. In „Die zwölf Heldentaten des Herakles" wird in der elften Heldentat von einem wunderschönen Baum mit goldenen Äpfeln berichtet, den

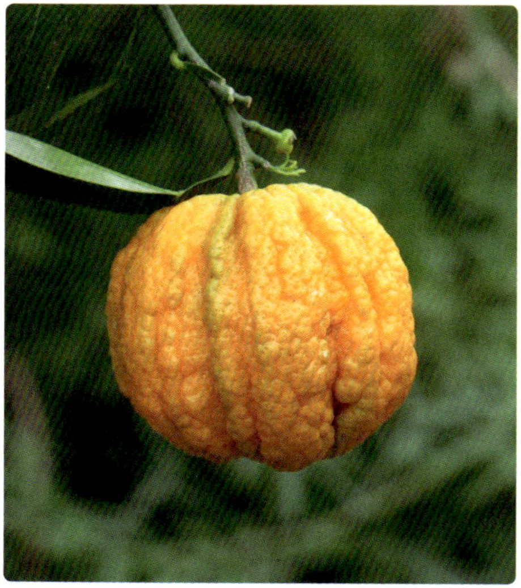

Hera zu ihrer Hochzeit mit Zeus von der Erdgöttin Gaia erhielt. Sie lässt den kostbaren Baum im Göttergarten der drei Hesperiden (drei singende, nymphenartige weibliche Wesen) wachsen. Dort wird er von Ladon, einer niemals schlafenden, mehrköpfigen Schlange, bewacht.

Herakles (Herkules), der als eine der ihm auferlegten Aufgaben den schwierigen Auftrag hatte, in den Besitz dieser goldenen Äpfel zu kommen, gelang es „heldenhaft" mit einem Trick die goldenen Äpfel zu entwenden und wurde zur Belohnung als Unsterblicher in den Götterhimmel aufgenommen.

Bei den goldenen Äpfeln handelte es sich um Bitterorangen, die später als Pomeranze bezeichnet wurden. Pomeranze leitet sich vom lateinischen Begriff „Pomum aurantium" ab, was „goldener Apfel" bedeutet.

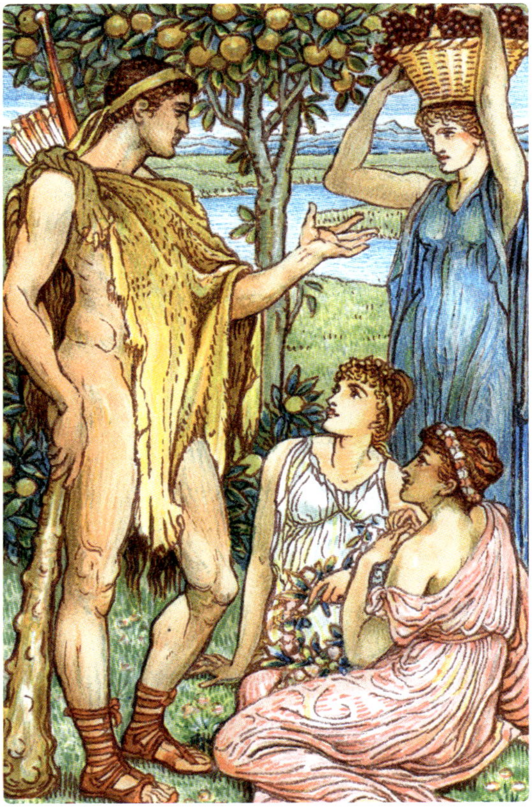

◀ *Der Garten der Hesperiden und der Baum mit den goldenen Äpfeln*

Arabische Händler und portugiesische Seefahrer

Spätestens im 9. Jahrhundert gelangten Pflanzen mit essbaren Zitronen und der Bitterorangenbaum nach Europa. Sie wurden durch arabische Händler und Seefahrer im Mittelmeeraum verbreitet und konnten in gemäßigten Zonen erfolgreich kultiviert werden, z. B. auf Sizilien, in Südspanien und in Portugal. Mit Kolumbus (1451–1506) gelangten die ersten Zitrussamen über den Atlantik nach Amerika. In den USA entwickelte sich im Laufe der Zeit eine bedeutende Zitruskultur mit vielen eigenen Züchtungen, die sich bis heute erfolgreich fortsetzt.

Villa Castello, Toskana: Renaissancegarten mit Orangenbäumen
▼

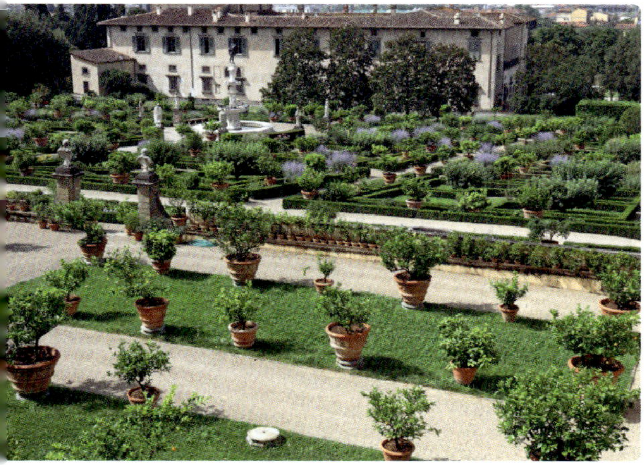

Könige, Fürsten, wohlhabende Kaufleute

In der Epoche der Renaissance (15.–16. Jahrhundert) entstanden die ersten Pomeranzengärten in Italien. Es war die Zeit, in der das klassische Altertum wiederentdeckt wurde. Pomeranzen-Sammlungen sollten Fürsten und Könige mit der Kraft und der Unsterblichkeit des antiken Helden Herakles verbinden.

Eine zentrale Rolle für die aufflammende Zitruslust spielte die Familie Medici mit ihren Besitztümern, u. a. die Villa Castello, Villa Petraia und der Palazzo Pitti in Florenz. Die Boboli-Gärten hinter dem Palazzo Pitti galten damals als Vorbild für die großen herrschaftlichen Gärten Europas. Die Medici legten in ihren Gärten große Sammlungen von Zitruspflanzen an. Bitterorangen und Zitronat-Zitronen wurden in vielen Sorten kultiviert. Auch Ende des 16. Jahrhunderts, als die Epoche des Barocks begann, waren die „Hesperiden“ (so nannte man nun die Zitrusfrüchte in Anlehnung an die griechische Sage) sehr beliebt und wurden in der Kunst häufig dargestellt.

Aus dieser Zeit stammt das berühmte „Buch der Hesperiden“ des italienischen Naturforschers Giovanni Battista Ferrari (1584–1655).

Prächtige Orangerien mit fruchtig-süßen Düften

Durch das Vorbild der mediterranen Gärten der Medici gelangte die Zitrusleidenschaft nach Nordeuropa. Es lag ein Zauber über den Mandarinen, Pomeranzen und Zitronen: der betörende Duft, die leuchtend weißen Blüten zwischen den dunkelgrünen Blättern und die strahlend gelben oder goldenen Früchte. Die Pflanzen hatten außerdem den Vorteil, sie einfach im Kübel kultivieren zu können.

Erste Pomeranzen-Sammlungen sind in Deutschland bereits Mitte des 16. Jahrhunderts zu finden (Fürstlicher Lustgarten zu Stuttgart).

Da Zitruspflanzen frostempfindlich sind, mussten aufwendige Konstruktionen entwickelt werden, um für eine artgerechte Überwinterung zu sorgen.

Vorläufer der Orangerien aus Glas waren die sogenannten Pomeranzenhäuser aus Mauerwerk mit Fensteröffnungen. Im Herbst wurden Dächer errichtet und die „Häuser" mithilfe von Öfen geheizt. Später entwickelte man Konstruktionen, die im Sommer ganz abgebaut werden konnten. Bei all diesen Gebäuden fehlte jedoch die gleichmäßige Wärme im Winter, und das einfallende Licht war zu gering.

Große prachtvolle Orangerien entstanden zwischen dem 17. und dem 19. Jahrhundert. Der Bau von Orangerien und das Sammeln unterschiedlicher Zitrusarten beflügelte alle Königshäuser Europas. Kaum ein Schlossherr wollte auf diesen mediterran anmutenden Luxus verzichten. Die Räumlichkeiten wurden nicht nur als Überwinterungsquartiere genutzt, sondern auch für wichtige festliche Angelegenheiten. Barocke Orangerien sind zum Beispiel in Schloss Versailles, Schloss Schönbrunn und im Park Sanssouci in Potsdam zu bewundern.

Auch viele Klostergärten wurden ab dem 18. Jahrhundert mit Pomeranzenhäusern erweitert. Viele von ihnen sind heute noch zu besichtigen (z. B. Kloster Seligenstadt).

Orangerie im Park Sanssouci, Potsdam ▼

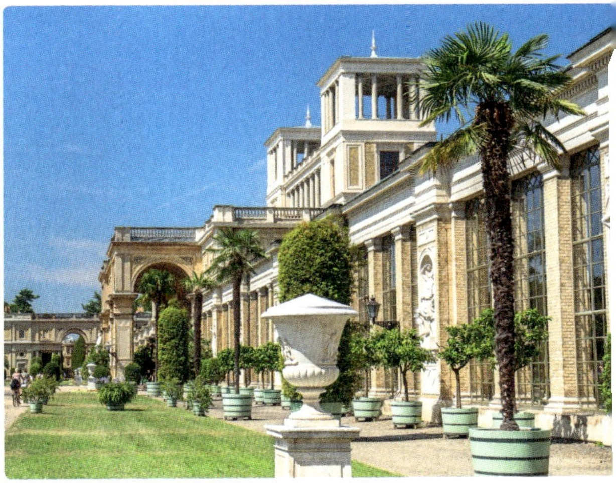

Der Nürnberger Hesperidengarten

Ein bekannter Zitrussammler und Kenner der Hesperiden zu Beginn des 18. Jahrhunderts war der Kaufmann J. Chr. Volkamer aus Nürnberg. Seine geschäftlichen Kontakte nach Italien und sein Wohlstand ermöglichten ihm, eine umfangreiche Zitrussammlung aufzubauen. 1708 veröffentlichte er das berühmte Buch „Nürnbergische Hesperides". Der große Hesperidengarten Volkamers in Gostenhof außerhalb des Nürnberger Stadtkerns ist heute leider nicht mehr vorhanden.

1786 reiste Goethe an den Gardasee. Denkmal in Malcesine
▼

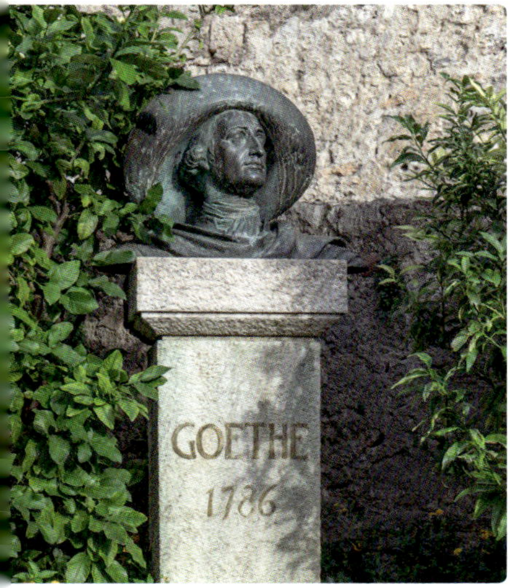

Sehnsucht nach dem Süden

Im Jahr 1786 reiste Goethe nach Italien mit Aufenthalt am Gardasee. Aus seinem Werk „Italienische Reise" ist in dem darin enthaltenem Tagebucheintrag vom 13. September 1786 zu entnehmen: „Wir fuhren bei Limone vorbei, dessen Berggärten, terrassenweise angelegt und mit Zitronenbäumen bepflanzt, ein reiches und reinliches Ansehn geben".

Genau zehn Jahre später, im Jahr 1795/1796, veröffentlichte Goethe „Wilhelm Meisters Lehrjahre". Darin ist das berühmte Italien-Lied zu finden, gesungen von der jungen Künstlerin Mignon, die ihre Sehnsucht nach dem südlichen Charme Italiens zum Ausdruck bringt. Die Pomeranze (Goldorange) mit ihrem verzaubernden Duft steht für das ersehnte Land mit seinen Früchten und Farben.

„Kennst du das Land, wo die Zitronen blühn,
Im dunkeln Laub die Goldorangen glühn,
Ein sanfter Wind vom blauen Himmel weht,
Die Myrte still und hoch der Lorbeer steht,
Kennst du es wohl?
Dahin! Dahin!
Mögt' ich mit dir, o mein Geliebter, ziehn!"

...

J. W. v. Goethe

Historisches Anbaugebiet Gardasee, Italien

Zitruspflanzen benötigen viel Wärme. Um so erstaunlicher ist es, dass das nördlichste Anbaugebiet in Europa tatsächlich lange Zeit am Gardasee lag. Bereits im 13. Jahrhundert brachten Mönche die ersten Pflanzen in diese Region. Im 16. Jahrhundert wurden erste Zitrusgärten auf der Westseite des Sees zwischen Salò und Gargnano angelegt. Die milde und sonnige Lage zwischen See und Bergen ermöglichte die Produktion von großen Mengen Zitronen für den Bedarf in Nordeuropa bis nach Russland. Die Zitruspflanzen wurden in sogenannten „Limonaia“ angebaut. Das waren von Mauern umgebene terrassierte Gärten, die im Winter mithilfe von Holzbalken vor der Kälte geschützt wurden. Bis Ende des 19. Jahrhunderts konnte die Produktion von Zitronen am Gardasee aufrechterhalten werden. Die zunehmend besseren Verkehrsbedingungen in Italien und die niedrigen Arbeitslöhne in Sizilien brachten die kommerzielle Produktion von Zitronen am Gardasee zum Erliegen, sodass heute nur noch Reste der einstigen Limonaia am Westufer des Sees zu finden sind.

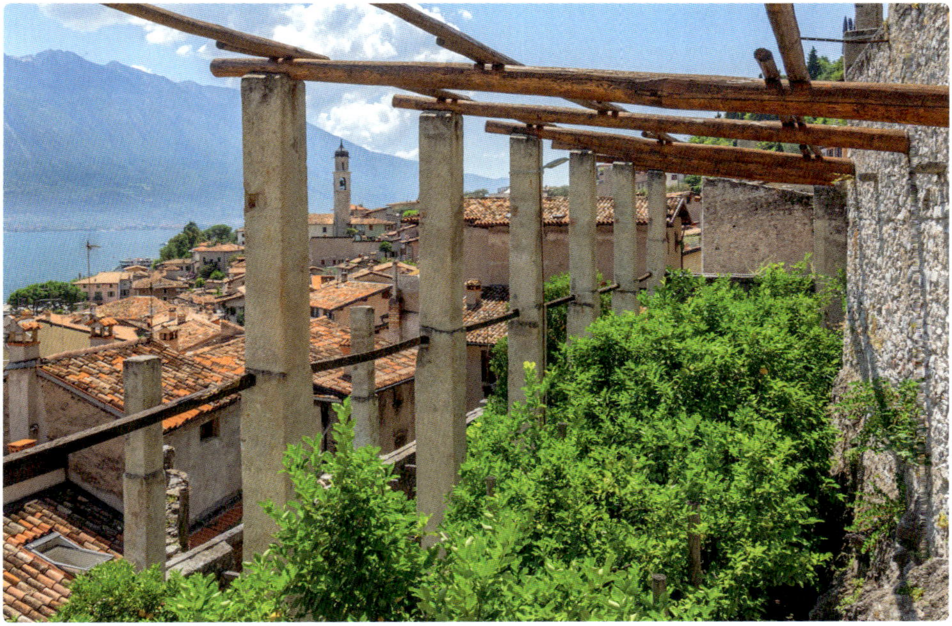

◀ *Eine Limonaia am Gardasee. Heute wachsen hier nur noch Früchte für den privaten Verbrauch*

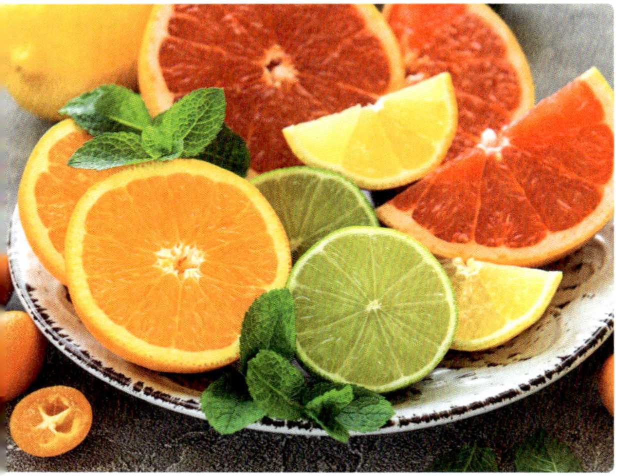

Zitrusfrüchte heute

Zitrusfrüchte sind vitamin- und nährstoffreiche Lebensmittel. Sie enthalten nicht nur Vitamin C, sondern auch Folsäure, Biotin, Kalium, Kalzium und wertvolle sekundäre Pflanzenstoffe, wie z. B. Flavonoide (z. B. Carotine, Anthocyane), Pektin, Glykosid, Ballaststoffe und ätherische Öle.

Die meisten Früchte werden für die Saftproduktion (zur Herstellung alkoholfreier und alkoholhaltiger Getränke) und zum Verzehr als Frischobst erzeugt. Nur ein sehr geringer Anteil wird für die Produktion von ätherischen Ölen verwendet. Viele Zitrusfrüchte können das ganze Jahr über rund um den Globus geerntet werden. Sie haben eine große wirtschaftliche Bedeutung. Als Frischobst werden sie bei uns in Deutschland überwiegend in den Wintermonaten verzehrt.

Weltweit wurden im Jahr 2015 mehr als 131 Mio. t Zitrusfrüchte geerntet, davon 67 Mio. t Orangen, 38 Mio. t Mandarinen, 15 Mio. t Zitronen und Limetten sowie 8 Mio. t Grapefruits.

China ist mit 38 Mio. t der größte Produzent, gefolgt von Brasilien mit knapp 19 Mio. t und den USA mit 8 Mio. t. Spanien produziert ca. 6 Mio. t und Italien ca. 3 Mio. t.

Die Hauptproduktionsländer in der Mittelmeerregion sind: Spanien, Griechenland, Italien, Marokko, Türkei, Ägypten und Israel. Große Anbauregionen liegen in China, Indien, USA, Südamerika und Südafrika.

Deutschland importierte im Jahr 2015 rund 1,1 Mio. t Zitrusfrüchte. Fast 500.000 t waren Orangen, die bei uns am meisten verzehrte Zitrusfrucht. Der Pro-Kopf-Verbrauch liegt bei ca. 6 kg im Jahr und gehört zu den Top 10 der gekauften Obstsorten in Deutschland.

Zitrusfrüchte in Bio-Qualität kommen zu 95 % aus den Mittelmeerländern. Ca. 25.000 t werden jährlich geerntet und in die nördlich gelegenen EU-Länder verkauft. Der Bioanteil an der Welt-Zitrusproduktion liegt unter 1 %.

Zitrusfrüchte werden im Handel in folgende Gruppen sortiert:

- Mandarinen (Mandarine, Clementine, Satsuma)
- Orangen (Apfelsine, Pomeranze, Bergamotte)
- Pampelmusen (Pampelmuse, Pomelos, Grapefruit)
- Limetten (Echte Limette, Gewöhnliche Limette, Kaffir-Limette, Rangpur-Limette
- Zitrone (Zitronen, Amalfi-Zitronen)
- Zitronat-Zitrone
- Kumquats

Orangenrot und zitronengelb – kein Zeichen für Reife

Nach der Ernte reifen Zitrusfrüchte nicht nach. Im Gegensatz zu anderen Früchten zeigt die Farbe der Schale nicht den Reifezustand der Frucht an. Damit die Schale der grünen Früchte rot oder gelb wird, muss die Temperatur in der Region unter 12,5 °C sinken. Das entspricht der Durchschnittstemperatur im Winter in Südeuropa. Die niedrige Temperatur bedeutet für die Früchte „Stress" und sie bilden das Reifegas Ethylen. In tropischen Anbaugebieten ohne winterliche und/ oder nächtliche Abkühlung bleiben die Früchte deshalb grün.

Der Zeitpunkt, der die Erntezeit einläutet, wird nicht durch die Farbe der Frucht, sondern durch den Brix-Wert bestimmt. Er gibt an, wie viel Zucker die Frucht bereits gebildet hat. Zu Beginn der Erntesaison kann es also vorkommen, dass die Früchte zwar den für die Ernte erforderlichen Brix-Wert haben, aber die Färbung noch nicht eingesetzt hat. Die grünen Früchte werden dann in Reifekammern mit Ethylengas benebelt. Die Schale wird zwar gelb, der Fruchtsäuregehalt bleibt jedoch der einer früh geernteten Frucht. Diese Behandlung nennt man „Entgrünung".

Problem: Pestizide

In den Plantagen sind Zitrusfrüchte Insekten und Pilzen ausgesetzt, sodass Pflanzenschutzmittel zum Einsatz kommen. Auf den Schalen von Orangen und Mandarinen sind Rückstände des Insektizids Chlorpyrifos zu finden. Das Mittel wird auch als Nervengift bezeichnet und kann bei Menschen gesundheitliche Schäden verursachen. Zum Glück ist die Zulassung dieses Pflanzenschutzmittels seit Januar 2019 EU-weit gestoppt worden. Ein EU-Importverbot für Zitrusfrüchte, die mit Chlorpyrifos behandelt wurden, besteht allerdings nicht.

Aus dem Pestizidreport Nordrhein-Westfalen (2014) geht hervor, dass 90 % der untersuchten Orangen und Clementinen aus konventionellem Anbau mit Rückständen behaftet waren. Auch bei Früchten mit unbehandelten Schalen waren Pestizide nachweisbar. Auf die Kennzeichnung „unbehandelt" ist kein Verlass. Sie bedeutet lediglich, dass die Früchte nach der Ernte nicht mehr behandelt wurden.

Für den Frischverzehr werden die meisten Zitrusfrüchte nach der Ernte gewaschen und geschönt, wodurch die natürliche Wachsschicht zerstört wird. Nach dem Waschen und Tauchen in ein Farbbad bei 45–50 °C werden die Früchte mit einer künstlichen Wachsschicht überzogen und mit Konservierungsmitteln behandelt, da eine besondere Gefahr für den Verderb durch Blau- und Grünfäule während Lagerung und Transport gegeben ist. Es kommt zum Einsatz von Fungiziden (Orthophenylphenol (OPP), Biphenyl, Thiabendazol (TBZ), Imazalil).

Höchstmengenüberschreitungen sind insbesondere bei Grapefruit und Orangen festgestellt worden. Auf diese Weise behandelte Orangen (z. B. Navels aus Spanien) können bis zu 10 Wochen gelagert werden.

Bio-Zitrusfrüchte

Die deutlich bessere Wahl für den Frischverzehr sind Zitrusfrüchte aus kontrolliert biologischem Anbau. Aroma und Geschmack sind häufig intensiver. Die Früchte sind nicht so lange haltbar. Sie sollten zwischen 10 und 15 °C gelagert werden und innerhalb von ein bis drei Wochen verzehrt werden. Dafür kann, nach gründlichem Waschen, auch die Schale verwendet werden.

Bio-Zitrusfrüchte sind zu Recht teuer. Deshalb sollten sie optimal ver-

Tipp

Konventionell angebaute Zitrusfrüchte vor dem Verzehr mit ca. 42 °C heißem Wasser und etwas Spüli abwaschen oder den alten Hausfrauentrick anwenden: 1 TL Natron in 1 l 42 °C heißem Wasser auflösen, die Früchte 20 Min. darin liegen lassen.
Vor dem Verzehr die Früchte gründlich abschrubben und mit einem Tuch trocken reiben. Nach dem Schälen zusätzlich die Hände waschen.

wertet werden können: beim Einkauf Druckstellen vermeiden, nicht mit anderem Obst und Gemüse lagern.

Was heißt eigentlich „bio"?

Lebensmittel dürfen nur „bio" genannt werden, wenn sie den Regeln der EG-Öko-Verordnung entsprechen. Dies wird von einer anerkannten Öko-Kontrollstelle geprüft. Meistens wird zusätzlich auf die Zugehörigkeit zu einem Anbauverband hingewiesen, wie z. B. Demeter. Bio-Früchte dürfen weder während der Wachstumsphase am Baum noch nach der Ernte mit schädlichen Pflanzenschutzmitteln behandelt werden. Die Behandlungsmittel sind nach Öko-Richtlinien vorgeschrieben. Grundsätze sind:

- Keine Verwendung von chemisch-synthetischen Pflanzenschutzmitteln
- Biologischer Pflanzenschutz, z. B. durch Einsatz von Nützlingen
- Organische Düngung
- Untersaaten als Gründüngung zur Bodenabdeckung und zum Erosionsschutz
- Pflanzung von regional geeigneten, widerstandsfähigen Sorten

Nach der Ernte werden die Bio-Früchte mit Wasser gewaschen, ev. leicht gebürstet und getrocknet. Die natürliche Wachsschicht der Früchte wird dadurch weitgehend geschützt. Zusätzliche Wachsüberzüge werden aus Bienenwachs oder Caraubawachs gewonnen.

Die Bio-Früchte sind im Laden daran zu erkennen, dass sie nicht glänzen und etwas stumpf wirken. Farbe, Form und Größe dürfen unterschiedlich sein.

Tipp

Geriebene Zitronen und Orangenschalen verbreiten den wunderbaren Zitrusduft der enthaltenden ätherischen Öle und verleihen vielen Speisen ein feines Aroma.

Mit einer hochwertigen Zestenreibe (Zitronenreibe) wird die oberste Schicht der Schale abgehobelt und ev. mit 1–2 Tropfen Zitrusöl verstärkt.

Zur Haltbarmachung können Zesten auf einem Teller oder bei 50 °C im Ofen getrocknet werden. Danach mit Zucker oder Birkenzucker (Xylit) und mit Zugabe von ätherischen Zitrusölen in einem Schraubglas aufbewahren.

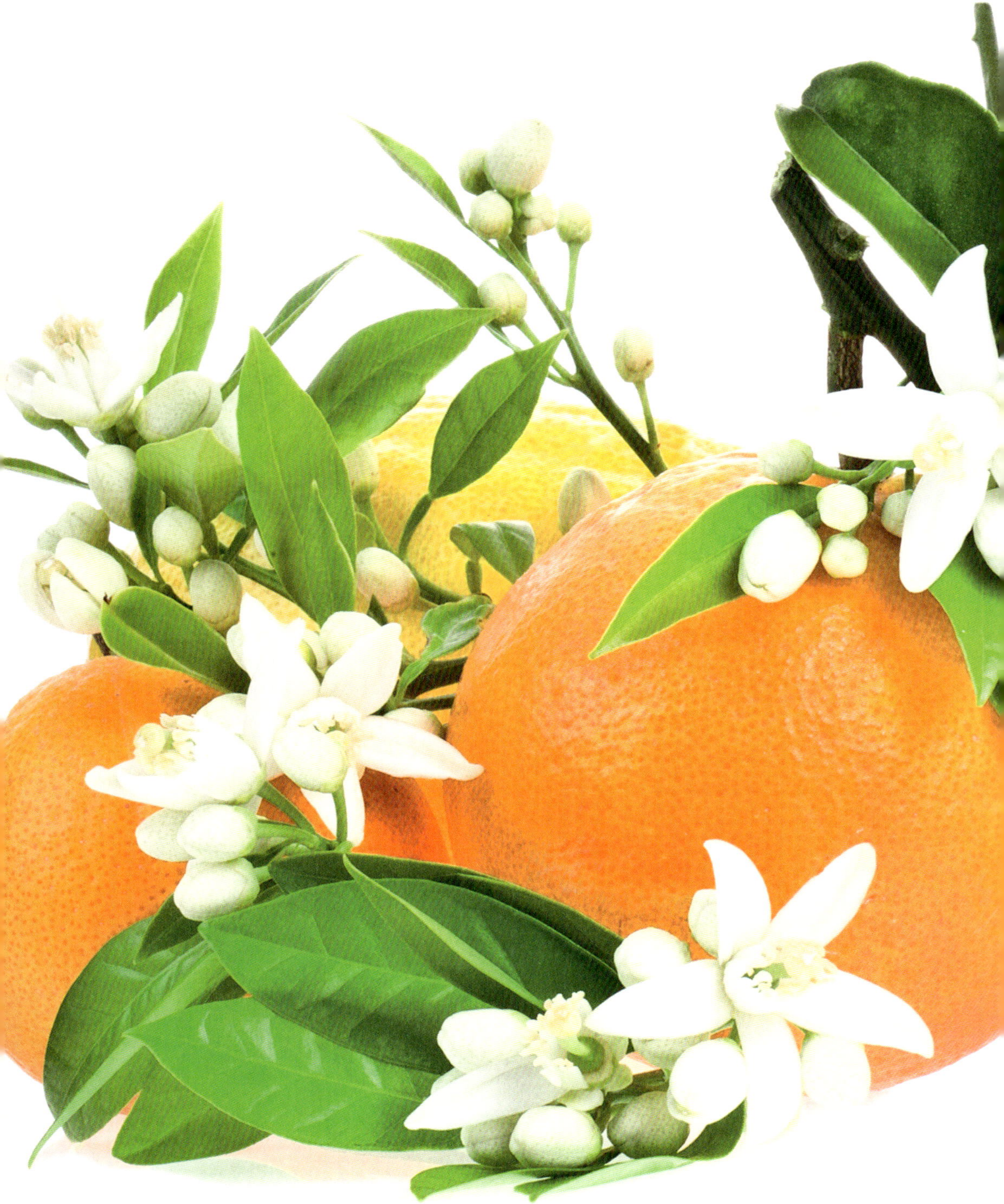

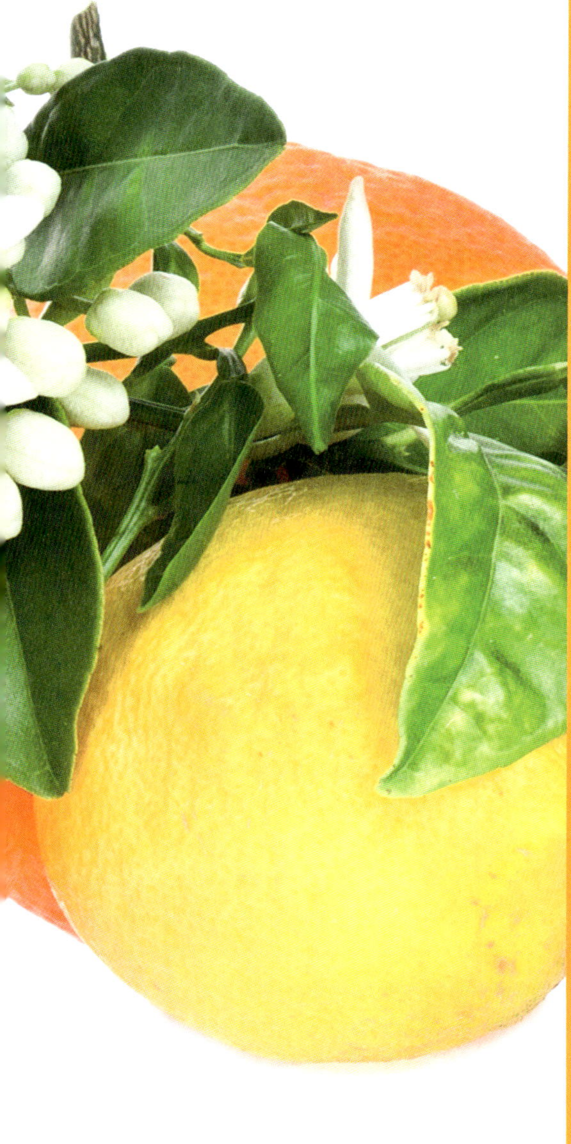

Duftende Zitrusöle

aus Schalen, Blüten und Blättern

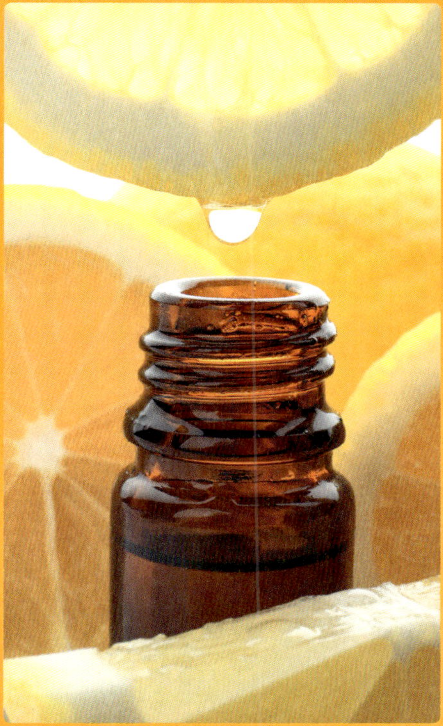

Was sind ätherische Zitrusöle?

Hochwertige, 100 % naturreine ätherische Zitrusöle werden aus einem oder mehreren Teilen der Zitruspflanze gewonnen. Es sind hoch konzentrierte Vielstoffgemische, die den sekundären Pflanzenstoffen zugeordnet werden. Pflanzen bilden diese flüchtigen Stoffe, um sich vor schädlichen Einflüssen zu schützen (antiseptische, antibakterielle, antimykotische, insektizide Wirkung) oder um ihr Bestehen und/oder ihre Fortpflanzung durch Beeinflussung von Insekten zu sichern.

Zitrusöle können aus der Fruchtschale oder aus den Blüten oder Blättern der Zitruspflanze gewonnen werden. Die Fruchtschalenöle werden auch Agrumenöle genannt (ital.: agrumi, Zitrusfrüchte/Sauerfrüchte). Zitrusöle können wie folgt unterschieden werden:

- **Zitrusschalenöle (Fruchtschale und bei einigen Ölen auch der Fruchtsaft)**
- **Petit-Grain-Öle (Blätter, Fruchtansätze, ev. auch wenige Blüten)**
- **Zitrusblütenöle (Blüte)**

Häufig werden sie auch nach dem Herstellungsverfahren unterteilt.
Je nach Verfahren sind unterschiedliche Inhaltsstoffe im Öl nachweisbar:

- **Kaltgepresste Öle aus Zitrusschalen oder ganzen Früchten**
- **Destillierte Öle aus Zitrusschalen oder ganzen Früchten**
- **Destillierte Öle aus Zitrusblüten**

Eine gesonderte Rolle spielt Orangenblütenwasser. Es entsteht als Nebenprodukt bei der Destillation von Bitterorangenblüten (Gewinnung von Neroliöl) und zählt somit nicht zu den ätherischen Ölen.
Qualitätsbewusste Anbieter bevorzugen ätherische Zitrusöle aus biologischem Anbau, sodass sie biozertifizierte Öle anbieten können.

Mandarinenöl duftet warm und weich. Es vermittelt Geborgenheit ▼

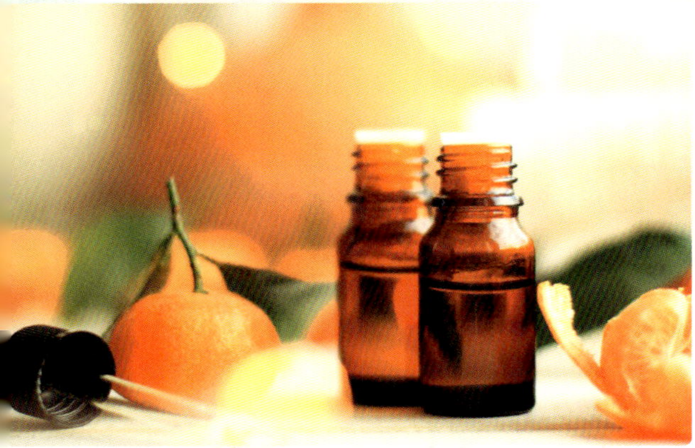

Reise zu den Anbaugebieten

Als Seminarleiterinnen hatten wir die Möglichkeit, über viele Jahre hinweg mit unterschiedlichen Reisegruppen in die Anbaugebiete von Zitruspflanzen zu reisen. Bei „Primavera" nennen wir diese Reisen „Duft- und Studienreisen". Sie werden regelmäßig zu Bio-Anbauprojekten über die „Primavera Life Akademie" angeboten.

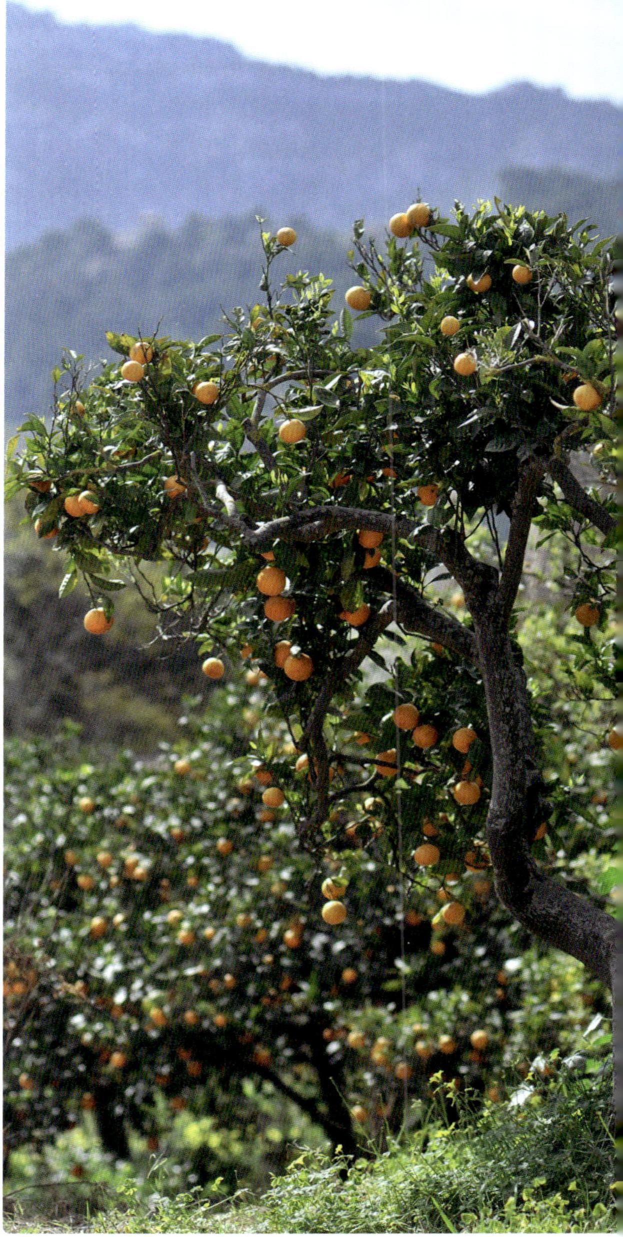

Sizilien

Im März 2004 fand die erste Duftreise nach Sizilien statt. Schon beim Anflug auf Catania fing unser Herz vor Freude an zu klopfen. Der Anblick war einfach überwältigend: orangefarbene Tupfer zwischen grünem Blattwerk! Kilometerweit! Freude pur. Wir waren angekommen – „im Land, wo die Zitronen blühen"

Die Studienreise führte nach Barcellona Pozzo di Gotto im Nordosten der Insel zur „Cooperative Salamita", einer der ersten Bio-Kooperativen auf Sizilien und seit 1986 Anbaupartner von „Primavera" für naturreine ätherische Zitrusöle in Demeter-Qualität. Von Concetta und Francesco Salamita (Mitbegründer der „Cooperative Salamita") wurden wir herzlich empfangen, auf das Vorzüglichste bewirtet und umfangreich über den Anbau von Zitruspflanzen, deren Früchte und den Prozess der Ölgewinnung auf Sizilien informiert.

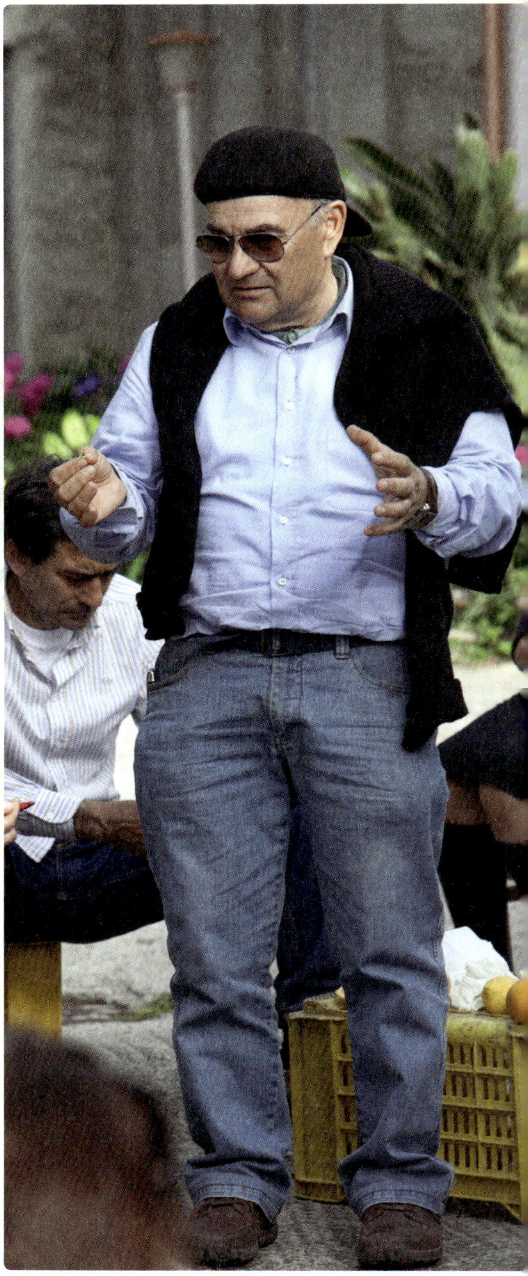

„Sizilien ist das klassische Anbaugebiet für Zitrusfrüchte in Premiumqualität. Das Klima, der vulkanische Boden und die lange Sonneneinstrahlung bewirken eine besonders feine Qualität der ätherischen Zitrusöle. Aus den Schalen der biologischen Zitrusfrüchte wird das ätherische Öl kalt gepresst; es duftet nach Sonne und heiteren Stunden."

Francesco Salamita

Der Kontakt mit den Bauern war eine gegenseitige Bereicherung. Durch die Besichtigung der Orangen-, Mandarinen- und Zitronengärten der Cooperative bekamen wir einen Eindruck von den aufwendigen Pflegearbeiten in den Plantagen, um die Pflanzen das ganze Jahr über gesund zu halten und um letztendlich hochwertige Früchte in Bio-Qualität zu erhalten. Keiner von uns ahnte, dass ein Zitronenbaum schon ab –3 °C abstirbt. Wir verstanden die Sorgen und die Nöte der Bio-Bauern hinsichtlich der Pestizidbelastung der Früchte in einer Region, in der sich eine Zitrusplantage an die nächste reiht und Zitrusfrüchte in riesigen Mengen erzeugt werden.

„Um hochwertige ätherische Öle aus Zitruspflanzen zu gewinnen, ist zunächst die Pflege der Plantage sehr wichtig. Wir arbeiten nach dem Prinzip der biologisch-dynamischen Landwirtschaft, was zu gesunden Pflanzen, mehr Biodiversität und insgesamt zu einem besseren biologischen Gleichgewicht in der Plantage führt.“

Francesco Salamita

Francesco inspirierte die Teilnehmer der Reise, die Kraft der Zitrusbäume als „Ganzes“ wahrzunehmen und sich nicht nur über die technischen Details zu informieren. Einmal legten wir uns – auf seinen Tipp hin – unter einen Zitronenbaum und ließen das Gewölbe aus grünen Blättern und gelben, wie Tausend Sonnen leuchtenden Zitronen auf uns wirken. Ein unvergesslicher Eindruck.

Das Firmengebäude von „Salamita“ ist im anthroposophischen Stil gebaut. Hier konnten wir die Technik der händischen Kaltpressung, die zur Gewinnung ätherischer Öle noch bis in die Mitte der Siebzigerjahre praktiziert wurde, mit eigenen Händen erfahren. Zunächst wurden die Früchte gewaschen, dann halbiert. Mit einem speziellen Löffelmesser wurde das genießbare Fruchtfleisch (Pulpe) herausgelöst und für die Saftgewinnung separiert. Über einem Naturschwamm, der an einem Holzstab befestigt war, wurden nun die Zitronen- oder Orangenschalen mit drei Fingern mühsam ausgepresst.

Die entweichende Flüssigkeit wird in einer Tonamphore aufgefangen. Damit Wachse und Feststoffe sich setzen können, muss das Gemisch für mindestens einen Monat stehen gelassen werden, bis sich ein klares ätherisches Öl absetzt.

Bis in die Siebzigerjahre wurde das ätherische Öl auf Sizilien von Hand gewonnen
▼

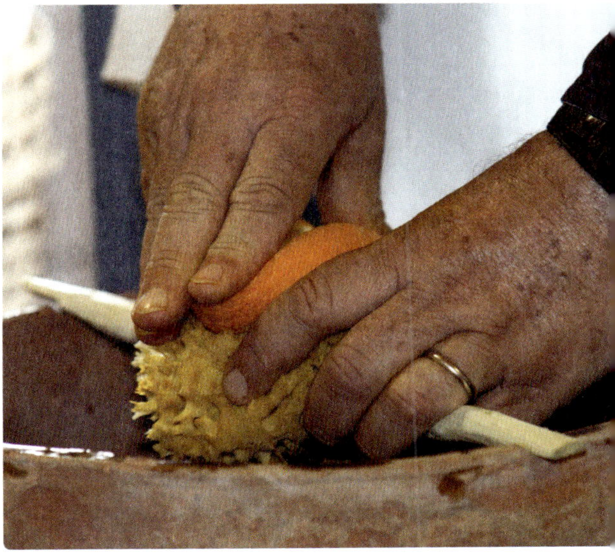

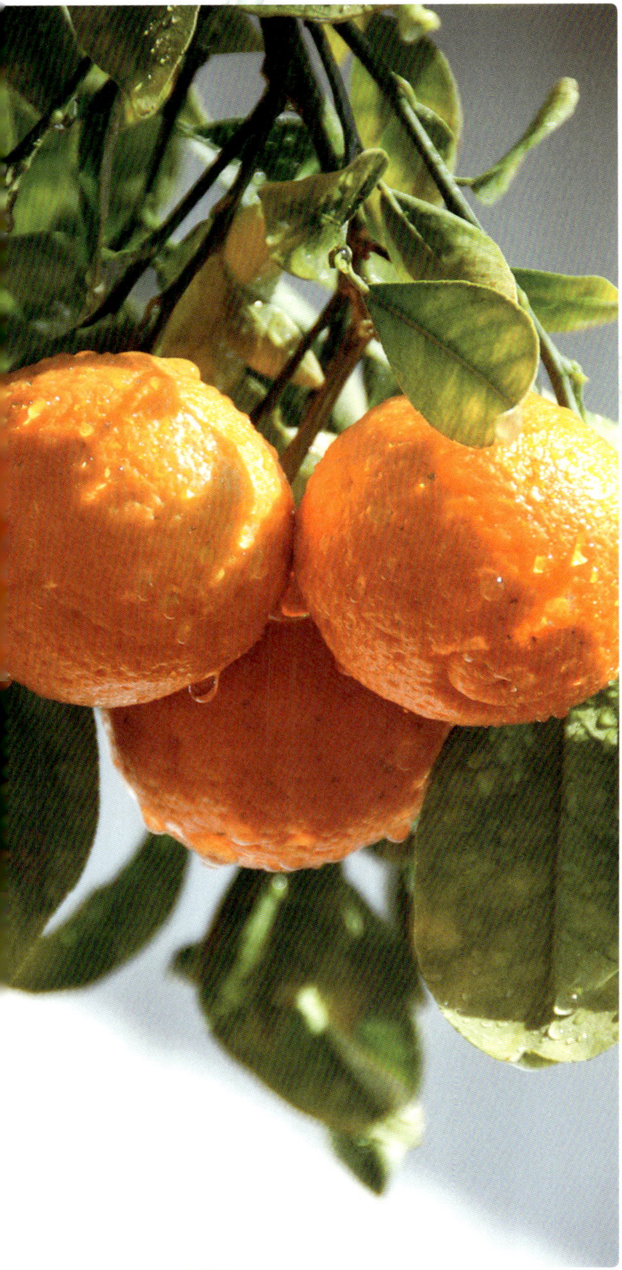

„Bei uns in Sizilien wird das ätherische Öl der Zitruspflanzen ‚Spirito', also Geist genannt. Das liegt an der flüchtigen, formlosen Eigenschaft der Öle. Wir stellen uns gerne vor, dass in den ölhaltigen Zellen der Früchte sich das Feuer der Sonne und die kosmischen Kräfte befinden. Sind die ätherischen Öle einmal extrahiert, muss man sie in Gefäßen, z. B. aus Glas oder Kupfer, gut verschließen, damit sie sich nicht ‚befreien' und sich in der Luft in Form von feinen Düften aus dem Staub machen."

Francesco Salamita

Um den „Spirito" und den Duft eines Zitrusöls mit allen Sinnen zu erfahren, veranstalteten wir an einem der Abende ein „Dufträtsel". Alle Gruppenteilnehmer stellten fest: Die Entschlüsselung von zehn verschiedenen Zitrusdüften ist gar nicht so einfach.

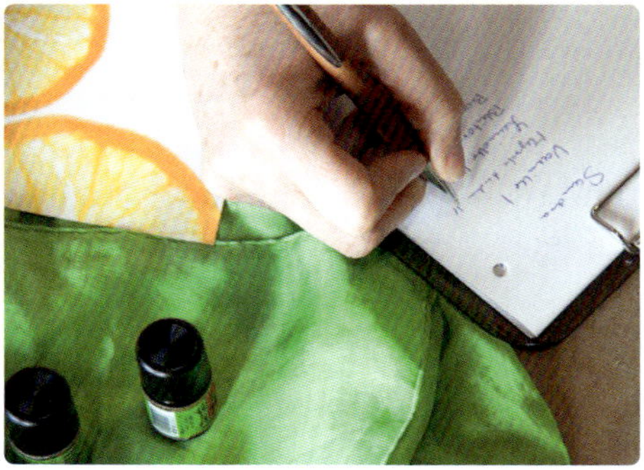

Ägypten

Eine andere „Duftreise“ führte uns nach Ägypten zu einem Demeter-Anbaugebiet zwischen Kairo und Luxor. Die Farmen werden von der Firma Fakhry & Co. betrieben, ein Hersteller für ca. 150 ätherische Öle in Bio-Qualität mit Sitz in Kairo. Die engagierte Firma betreibt auf ca. 60 ha biologischen Anbau. Sie bietet Farmern der Region die Möglichkeit der Umschulung von konventionellem Anbau zu biologischem Anbau. Sie steht im Austausch mit diversen Universitäten (Faculty of Agriculture Cairo University, Universität Hohenheim (Entomologie)) und arbeitet mit den Royal Botanic Gardens, Kew (England) zusammen.

Schwerpunkt unserer Reise war die Besichtigung der Produktion von Neroliöl. Dieses Öl gehört aus Sicht der Parfümeure zusammen mit Rose und Jasmin zu einer der drei Perlen der Naturdüfte. Das Öl ist sehr wertvoll. Es wird aus den kleinen Blüten des Bitterorangenbaums (Citrus aurantium var. amara) gewonnen. Die Erntezeit liegt in dieser Region zwischen Mitte März und Mitte April und erstreckt sich über 20 Tage. Eine Arbeitskraft kann ca. 20 kg Blüten am Tag ernten.

Aus einer großen Menge stark duftender Blüten kann nur eine sehr kleine Menge ätherisches Öl gewonnen werden. Ca. 1500 kg Blüten müssen destilliert werden, um nur 1 kg Neroliöl zu gewinnen. Die Ausbeute liegt zu Beginn der Erntezeit bei 0,08 % und steigert sich auf bis zu 0,13 %. Für die Ernte der Blüten wurden zunächst lange Jutebahnen unter den Bäumen ausgelegt. Mit langen Stöcken schlugen die Männer gegen die Äste der Bäume, sodass sich auf dem Boden kleine Zweige, Fruchtansätze und Blüten sammelten.

Die Ernte der Bitterorangenblüten erfolgt von Hand oder mit langen Stöcken

▼

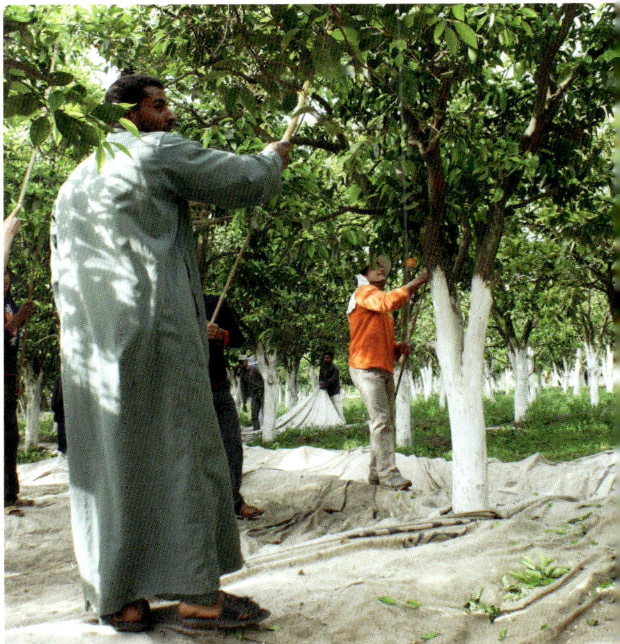

Das Erntegut wurde zu einem Platz gebracht, wo Frauen am Boden saßen und alles vor sich ausbreiteten. Hier wurden die Blüten sorgfältig von den Ästchen getrennt und in Körben gesammelt. Die Frauen trugen auf dem Kopf balancierend die Körbe mit den wertvollen Neroliblüten direkt zur Destille. Majestätisch schritten die Frauen an uns vorbei – ein beeindruckender Anblick!

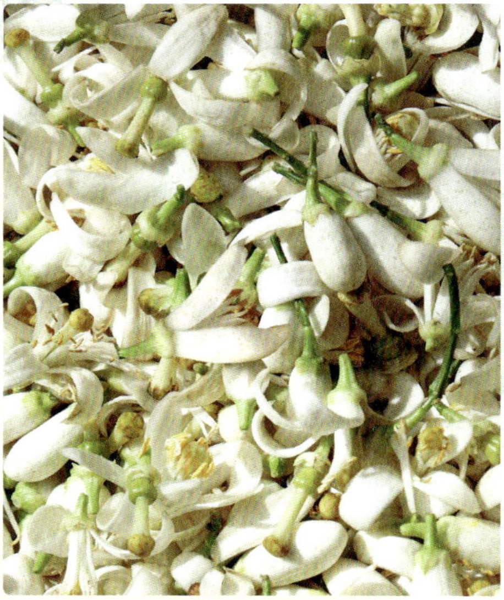

Duftende Bitterorangenblüten zur Gewinnung von Neroli ▶

An dem großen Kessel lehnte eine Leiter, die sie erklimmen mussten, um die Blüten in die Destille zu schütten. Die übrig gebliebenen Blätter, kleine Ästchen, Fruchtansätze und Blütenreste wurden an den Verleseplätzen zusammengekehrt und eingesammelt, um anschließend für die Petit-Grain-Bigarade-Destillation bereitzustehen (siehe Seite 70).

Frauen mit Körben voller Blüten auf dem Weg zur Destille ▼

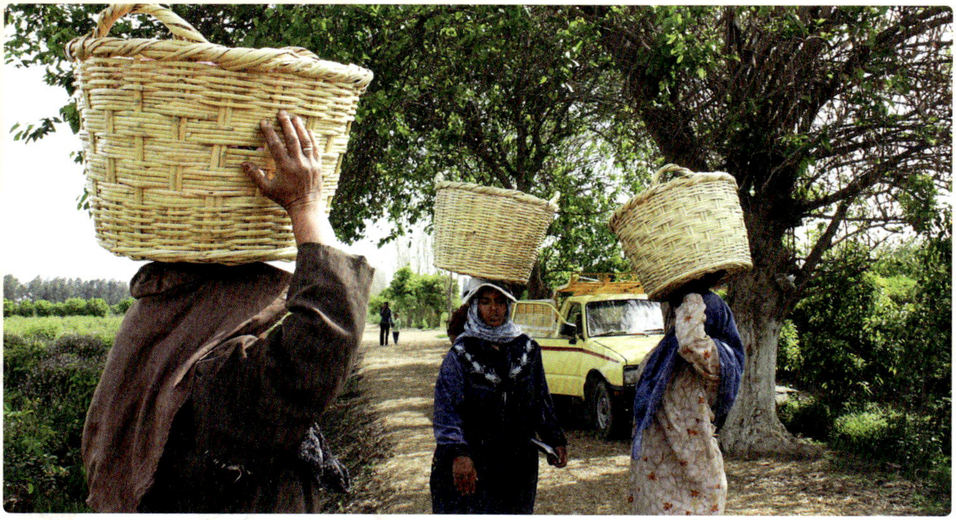

Ernte und Gewinnung ätherischer Zitrusöle

Die Gewinnung von Zitrusöl zu Duft- und Heilzwecken ist in Europa seit mindestens 500 Jahren bekannt. Aus Schriften des 16. Jahrhunderts ist zu entnehmen, dass Zitronen- und Pomeranzenöl zu dieser Zeit bereits durch Destillation gewonnen wurde.

Ätherisches Öl befindet sich vor allem in der Schale der Zitrusfrucht. Die äußere Oberfläche der Schale wird von einer dünnen Wachsschicht bedeckt (epikutikuläres Wachs).

Unter dieser Schicht liegen die Öldrüsen (Kompartimente), die mit ätherischen Ölen gefüllt sind (siehe Seite 14).

Ernte

Die wichtigste Erntezeit der meisten Zitrusfrüchte liegt zwischen Herbst und Frühjahr und erstreckt sich je nach Region und Zitrusfrucht auf der Nordhalbkugel über drei bis vier Monate (Nov. bis April).

Die Ernte erfolgt von Hand oder mit entsprechenden Erntemaschinen.

Nach der Ernte werden die Früchte zu den örtlichen ölproduzierenden Betrieben gegeben, die entweder nur aus der Schale oder aus der gesamten Frucht das ätherische Öl gewinnen. Der Saft und die Pressreste werden gesondert vermarktet. Bei einigen Zitrusfrüchten startet der Verkauf des ätherischen Öls erst, wenn die Ernte vollständig beendet ist (z. B. Bergamotte). So wird garantiert, dass Qualitätsunterschiede innerhalb einer Ernte durch kommunale Chargen ausgeglichen werden. Die ätherischen Öle sind meist schon von Abnehmern vorbestellt und werden direkt nach Abschluss der Saison weitergeleitet.

Gewinnung

Es gibt verschiedene Methoden, um ätherische Zitrusöle zu gewinnen und weiterzuverarbeiten.

Je nach Industrie und Branche variieren die Anforderungen an Qualität und Preisvorgaben für ätherische Öle und deren Komponenten. Das bedeutet auch, dass ätherische Öle je nach Kundenspezifikationen und deren Inhaltsstoffvorgaben modifiziert werden können, um Preisvorgaben verschiedener Branchen zu realisieren.

Qualitätsbewusste Einkäufer bevorzugen immer unmodifizierte Öle.

Kaltpressung

Die meisten Zitrusöle werden heute durch Kaltpressung (Expression) aus den Schalen der unreifen oder reifen Früchte gewonnen. Für die Gewinnung werden häufig nur die Schalen der Früchte verwendet, sodass der Rest für die Saftproduktion zur Verfügung steht. Die Kaltpressung ist ein sehr schonendes Verfahren. Das Pflanzenmaterial wird nicht über 40 °C erhitzt.

Im Gegensatz zu destillierten Ölen enthalten kaltgepresste Öle zusätzlich Farbstoffe (Flavonoide) und Wachse. Das kann zur Trübung der Öle führen, was sich nicht qualitätsmindernd auswirkt. Durch Filterung und Winterisierung (Kaltstellung der Öle, sodass Wachse ausfällen) werden die Öle wieder klarer.

Dem Buch von Gildemeister und Hofmann, Die ätherischen Öle Bd.IV (1956) kann entnommen werden, dass bereits im 18. Jahrhundert größere Mengen kaltgepresster Öle von Hand oder nach dem Schwammverfahren gewonnen wurden.

Hierbei handelt es sich um eine relativ einfache, jedoch zeit- und kraftaufwendige Methode, bei der die Fruchtschalen mittels eines Hebels gegen einen sackförmigen Schwamm gedrückt werden. Diese mühsame Methode wurde noch bis Anfang der Siebzigerjahre in Sizilien angewandt, da die Anschaffung von Maschinen für Kleinbetriebe zu teuer war. Zitrusöle werden heute maschinell überwiegend durch zwei gängige Verfahren gewonnen:

Pelatrice-Verfahren

(geraspelte Schalen)

Die Schale der Zitrusfrucht wird mithilfe einer industriellen Reibe über längere Distanz abgetragen. Anschließend wird der entstandene Schalenbrei mit Wasser vermischt und in zwei hintereinandergeschalteten Zentrifugen in zwei Phasen getrennt, um das ätherische Öl abzuschöpfen. Mittels dieses Verfahrens entstehen besonders spritzig duftende ätherische Öle.

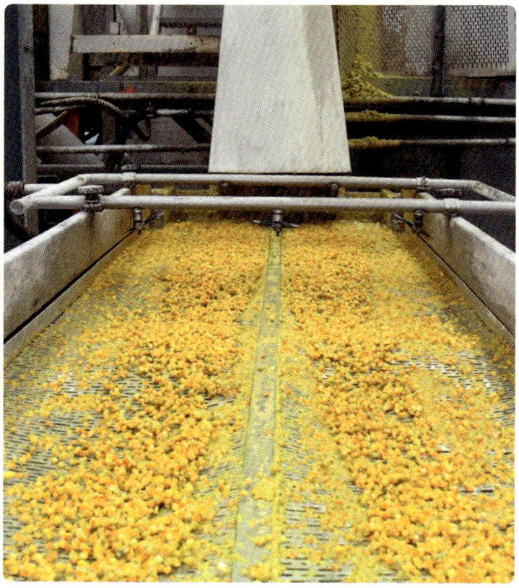

Sfumatrice-Verfahren
(geschnittene Schalen)
Bei Zitrusfrüchten, die sich aufgrund ihrer Form nicht effektiv raspeln lassen, wird ein Schneideverfahren angewendet. Hierbei wird die Frucht in zwei Hälften geteilt und dann zunächst durch Pressung entsaftet.

Die ausgepressten Schalenhälften werden nun in Stücke geschnitten und sofort mit Wasser gespült und vermengt. Das Wassergemisch wird dann wie beim Pelatrice-Verfahren in Phasen zentrifugiert, bis sich das ätherische Öl absetzt. Dieser Prozess der Gewinnung erfolgt langsamer und schonender als beim Pelatrice-Verfahren, was zur Folge hat, dass das Aroma der Öle sich besser entfalten kann.

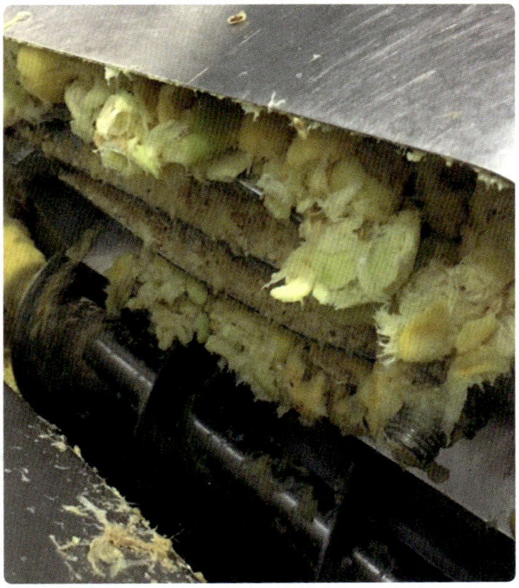

Jeder Produzent von ätherischen Ölen arbeitet mit dem maschinellen Kaltpressverfahren, welches für seinen Produktionsablauf am besten geeignet ist. Es gibt sogar kaltgepresste ätherische Öle, bei denen zusätzlich zur Schale auch der Saft zur Gewinnung des Öls hinzugezogen wird.

Destillation

Neroliöl und Petit-Grain-Öle werden mittels einer Wasserdampfdestillation hergestellt, bei der das Pflanzenmaterial mit heißem Wasserdampf beschickt wird.

Angeboten werden auch destillierte Zitrusschalenöle. Sie sind aus aromatherapeutischer Sicht von geringerer Qualität, da durch die Erwärmung wertvolle Fruchtaromen (einige Aldehyde, Terpene und Ester) und Furocumarine zerstört werden.

Für Kosmetikprodukte werden überwiegend furocumarinarme destillierte Zitrusöle verwendet.
Handelt es sich um Öle, die durch Destillation der ganzen Frucht gewonnen wurden, tragen diese häufig den Zusatz „complet“ oder „komplett“.

◀ *Geschnittene Schalen der Bergamotte*

◀◀ *Geraspelte Schalen der Orange*

Blick ins Labor – Qualitätsprüfung ist wichtig

Ätherische Öle sind Vielstoffgemische aus 50 bis zu einigen Hundert Einzelsubstanzen. Die Zusammensetzung der Inhaltsstoffe eines Öls kann je nach Chemotyp der Pflanze, den klimatischen Bedingungen, den Bodenverhältnissen und vielen weiteren Faktoren, wie z. B. der Anbaumethode, unterschiedlich ausfallen.

Zitrusöle müssen im Labor geprüft werden
▼

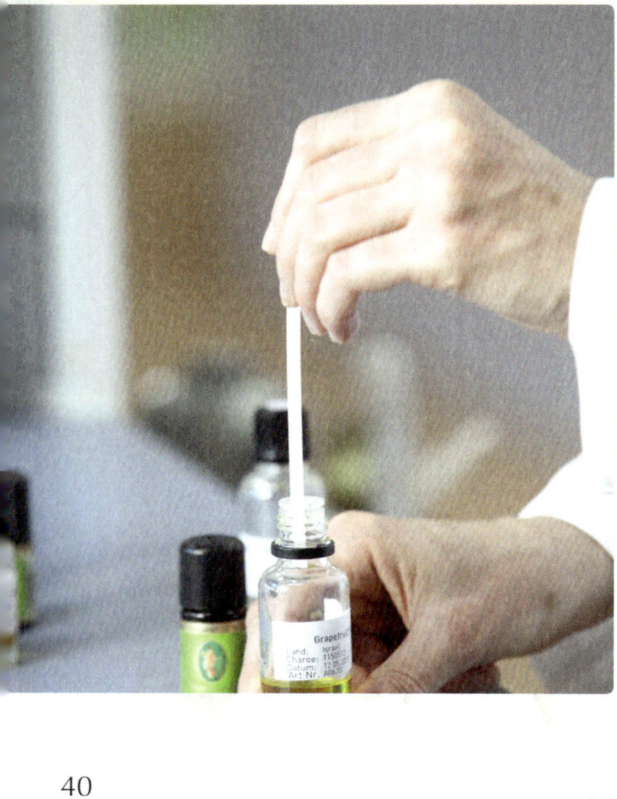

Auch Gewinnungsverfahren und Lagerung des Öls spielen eine Rolle.

Deshalb werden mit jeder neuen Lieferung die Öle überprüft, um inhaltsstoffliche Veränderungen zu erkennen. Dabei geht es nicht nur um die Überprüfung der Wirkung oder des Dufts, sondern auch darum, Rückstände von Kontaminanten zu erkennen.

Bei allen kaltgepressten ätherischen Ölen muss besonders sorgfältig hinsichtlich Pestizidrückständen kontrolliert werden, da die relativ großen Moleküle von Herbiziden und Insektiziden ungebremst in das Öl gelangen können.

Selbst im biologischen Anbau sind Fremdeinflüsse von benachbarten konventionell arbeitenden Plantagen oder Kontaminierung des Wasserkreislaufs ernst zu nehmende Risiken.

Folgende Parameter werden im Labor untersucht:

➔ **Duft, Farbe, Konsistenz (Sensorische Prüfung)**
Eine Gruppe von parfümistisch geschulten Personen vergleicht verschiedene frische Chargen miteinander und bewertet den Duft. Die Nase ist den chemischen Methoden in vielen Punkten überlegen.

➜ Dichte und Brechungsindex
Abweichungen der Messwerte deuten auf gröbere Qualitätsmängel hin.

➜ Peroxidzahl
Der Oxidationszustand eines Zitrusöles wird durch die Messung der Peroxidzahl bestimmt. Zitrusöle und Nadelöle sind Öle mit sehr niedrigen Grenzwerten, da sie durch den hohen Anteil an Monoterpenen leicht zur Oxidation neigen. Bei Zitrusölen sollte die Peroxidzahl ≤ 10 mmol/l sein. Dieser Wert ist auch als Grenzwert in der EG-Kosmetikverordnung zu finden.

➜ Inhaltsstoffliche Zusammensetzung
Um die vorhandenen Einzelstoffe eines Öls zu identifizieren und mengenmäßig zu erfassen, kommt ein chemisch-physikalisches Verfahren namens Gaschromatografie-Massenspektrometrie (GC-MS) zum Einsatz. Ziel ist es, die Inhaltsstoffe sowie deren Konzentration im Öl zu identifizieren und eventuelle Kontaminationen auszuschließen. Insbesondere ist es wichtig, alle Inhaltsstoffe mit einem Anteil von mehr als 0.01 % zu kennen, da in vielen Verordnungen Verunreinigungen ab diesem prozentualen Anteil als bedenklich eingestuft werden.

➜ Kontaminanten (u. a. Pestizide und Weichmacher)
Kontaminationen durch Pestizide und Weichmacher können mit sehr speziellen Methoden aufgedeckt werden. Dies ist kostspielig, aber insbesondere bei Zitrusölen sehr wichtig. Wie oben schon erwähnt, können – im Gegensatz zum Destillationsverfahren – bei der Kaltpressung eine Vielzahl fettlöslicher Pestizidmoleküle in das ätherische Öl übergehen.

➜ Verschnitte mit synthetischen Komponenten
Um Verschnitte mit synthetischen Stoffen zu prüfen, kann die chirale Chromatografie behilflich sein. In der Parfümindustrie werden oftmals günstige Zitrusöle mit synthetischen Komponenten ergänzt, um z. B. den Duft der Bergamotte preisgünstig nachzubilden. Für Anbieter naturreiner ätherischer Öle ist es wichtig, solche Veränderungen aufzudecken.

Erst nach abgeschlossener Prüfung wird das Öl zur Abfüllung und für den Verkauf freigegeben.

Exkurs: Gaschromatografie-Massenspektrometrie (GC-MS)

Bei der GC-MS handelt es sich um zwei verschiedene Verfahren, die Gaschromatografie und die Massenspektrometrie, die miteinander gekoppelt sind.

Da ätherische Öle aus vielen chemischen Einzelsubstanzen bestehen und somit ein Vielstoffgemisch darstellen, müssen die Inhaltsstoffe für eine Analyse zuerst voneinander getrennt werden.

Dazu dient das erste Gerät dieses gekoppelten Verfahrens, der sogenannte Gaschromatograf.

Da alle Inhaltsstoffe eines ätherischen Öles (zumindest bei destillierten Ölen) ab einer gewissen Temperatur gasförmig sind, lässt sich mit dieser Methode das Vielstoffgemisch auftrennen. Bei kaltgepressten Ölen gibt es dabei stets auch Substanzen (z. B. Wachse), die nicht in die Gasphase übertreten.

Das zu untersuchende ätherische Öl wird auf einige Hundert Grad erhitzt und mittels eines Trägergases (entweder Helium oder Wasserstoff) auf eine sehr dünne, ca. 60 m lange Glaskapillare übertragen. An deren Beschichtung im Inneren binden sich die verschiedenen Moleküle unterschiedlich lang. Vereinfacht kann man sich das so vorstellen, dass die großen Moleküle länger brauchen, um durch das Glasrohr zu gelangen als kleinere Moleküle. Deshalb kommen die Substanzen dann auch zeitlich nacheinander am anderen Ende wieder heraus.

Um die Mengen der einzelnen Substanzen zu bestimmen, wird alles in einer heißen Wasserstoffflamme verbrannt. Je größer die Flamme, desto mehr ist von einer Substanz im ätherischen Öl enthalten.

Zur Auswertung werden die Mengen in Form eines Chromatogramms am Bildschirm angezeigt. Die einzelnen Substanzen werden als Peaks darstellt (siehe Bild rechts).

Die Substanzen, welche die Säule verlassen, werden jedoch nur zu einem Teil verbrannt. Der andere Teil gelangt über eine Abzweigung zum Massenspektrometer (MS), dem zweiten Gerät des gekoppelten Verfahrens.

Die Massenspektrometrie kann man sich vereinfacht wie eine Molekülwaage vorstellen, mit der die Gewichte der einzelnen Substanzen bestimmt werden. Hierfür werden die Substanzen im ersten Schritt mit Elektronen beschossen. Durch die elektrische Ladung der Moleküle zerfällt der größte Anteil in kleinere Stücke.

Diese Zerfallsmuster sind wie molekulare Fingerabdrücke. Durch sie wird es möglich, die Identität etlicher Moleküle zu bestimmen.

Oft finden wir aber auch eine Vielzahl von Molekülen, die dem Fingerabdruck eines Moleküls nur sehr ähnlich sind. Dann müssen noch weitere Parameter der Chromatografie berücksichtigt werden, um die tatsächliche Identität des Inhaltsstoffes feststellen zu können.

Chromatogramme von Orangen-, Bergamotte- und Neroliöl (GC-MS)
Die ätherischen Öle von Orange und Bergamotte besitzen als Hauptinhaltsstoff d-Limonen (a), der für die gesamte Gruppe der Zitrusöle charakteristisch ist. Ganz anders hingegen fällt das GC von Neroli aus. Das ist nicht erstaunlich, da es sich um ein Destillat der Blüten handelt. Ätherisches Neroliöl enthält als Hauptbestandteil Linalool (b).

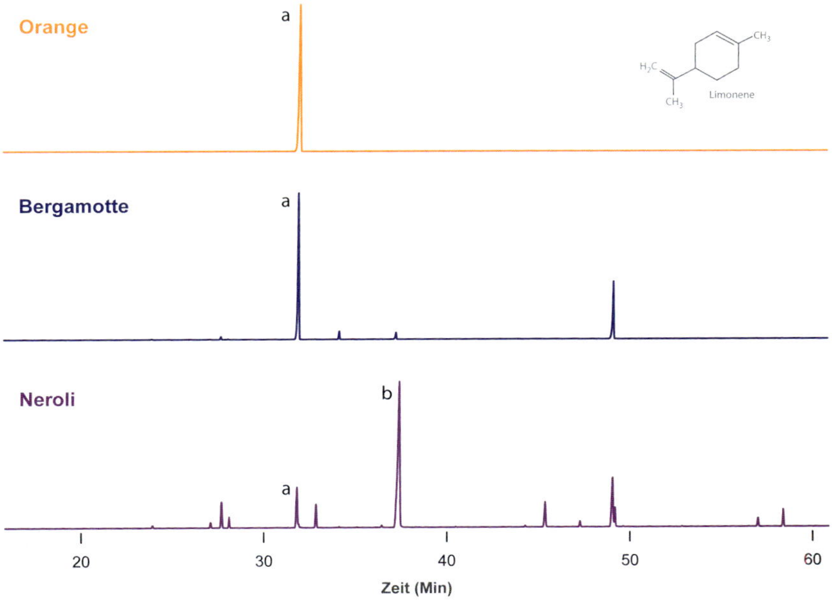

Typische Inhaltsstoffe – eine Übersicht

Zitrusöle weisen in der Regel zwischen 80–120 chemische Komponenten auf. Sie sind alle dünnflüssig und bestehen vorrangig aus Monoterpenen. Das am häufigsten auftretende Monoterpen ist Limonen. In manchen Zitrusölen beträgt der Limonenanteil sogar 95 %. Dies erklärt unter anderem den frischen Duft dieser Öle. Eine Ausnahme unter den kaltgepressten Zitrusschalenölen ist das Bergamotteöl. Es enthält nur einen Anteil von 35 % Limonen (siehe Seite 86).

Das Besondere an Zitrusölen ist, dass die Düfte der verschiedenen Öle nur durch sehr wenige und in geringen Mengen auftretende Inhaltsstoffe geprägt werden. Das Gleiche gilt für die jeweilige Wirkung.

Riechtests sind eine gute Übung für unser Gehirn ▼

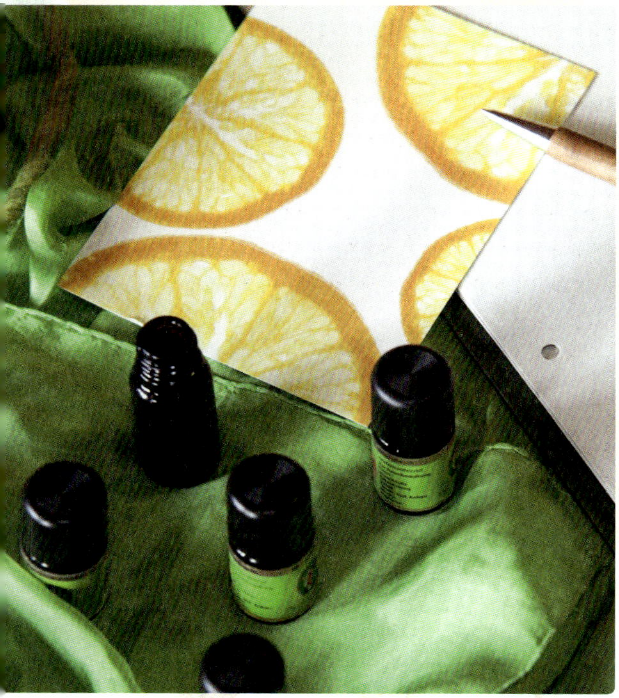

Monoterpene

Die Gruppe der Monoterpene ist groß. Monoterpene sind die am häufigsten in ätherischen Ölen auftretenden Inhaltsstoffe. Sowohl in Zitrusschalenölen wie auch in Nadelbaumölen (v. a. α- und β-Pinen) stellen sie die Hauptbestandteile dar. Es handelt sich um flüchtige kleine und leichte Moleküle, die sich aufgrund ihrer physikalischen Eigenschaften gut in der Raumluft verteilen und als kosmetischer Zusatz leicht in die Haut einziehen.

Chemisch gesehen werden Monoterpene ($C_{10}H_{16}$) aus zwei Isopren-Molekülen (C_5H_8) gebildet, welche ring- oder kettenförmig angeordnet sind. Aufgrund ihrer instabilen C-Doppelbindungen sind sie bindungsfreudig und reagieren leicht mit Sauerstoff. Dies führt dazu, dass ätherische Öle mit hohem Monoterpenanteil sehr leicht oxidieren.

Die Neigung zur Oxidation hat Vor- und Nachteile. Vorteile dieser Öle sind z. B. die antioxidative Wirkung (Anti-Aging-Effekt) und die desinfizierenden Wirkung auf die Raumluft. Nachteilig ist, dass etwas ältere, bereits mit Luftsauerstoff oxidierte Öle hautreizend wirken können und unter Umständen allergische Reaktionen hervorrufen.

Zudem flacht die spritzige, frische, fruchtige Duftnote zunehmend ab. Je älter die Öle sind, desto mehr firn- und terpentinartige Duftkomponenten entstehen.

Monoterpene lösen fettartige Substanzen. Aus diesem Grund werden sie auch als Lösungsmittel bezeichnet. Monoterpenhaltige Öle können z. B. Etikettenrückstände entfernen oder auch Plastikteile regelrecht zerstören.

Limonen

Das ringförmig geschlossene, rechtsdrehende d-Limonen) ((+) Limonen) duftet zitrusartig und ist der Hauptbestandteil der Monoterpene in allen Zitrusölen. In kleineren Mengen ist es z. B. auch in Riesentannen-, Weißtannen-, Zirbelkiefern- sowie Zitronenverbene- und Fenchelöl zu finden. Nach Stahl-Biskup wirkt Limonen nachweislich antiviral, antibakteriell und immunstimulierend.

Limonen gilt laut Kosmetikverordnung als eventuell allergisierend und ist daher deklarierungspflichtig. Aufgrund seines frischen Dufts und seiner fettlöslichen Eigenschaften ist Limonen als synthetisch hergestellter Einzelstoff in Kosmetika, Deos sowie in vielen Wasch- und Putzmitteln zu finden.

Wirkungen von Monoterpenen

Körperliche Wirkungen:
Entzündungshemmend, antiviral, antibakteriell, antiseptisch, Schleimdrüsen regulierend, immunstimulierend

Psychische Wirkungen:
Erfrischend, stimulierend, belebend, stimmungsaufheiternd, konzentrations- und motivationsstärkend, psychisch aufrichtend, aufhellend, leicht angstlösend, Resilienz fördernd

Wichtiger Hinweis!
Zitrusöle mit hohem Monoterpenanteil nie pur auf die Haut geben. Nach Öffnung der Flasche sind kaltgepresste Zitrusschalenöle 6 Monate haltbar.
Tipp: Öffnungsdatum auf das Fläschchen schreiben.

Monoterpenaldehyde

Aldehydische Verbindungen prägen den Duft verschiedener Zitrusöle sehr dominant, obwohl sie nur in einer Konzentration zwischen 0,5–3% auftreten. Monoterpenaldehyde wirken antiviral (sie verstärken den schon vorhandenen antiviralen Effekt des hohen Limonenanteils), antiseptisch, entzündungshemmend, kreislaufanregend und immunmodulatorisch. In niedriger Dosierung wirken sie psychisch beruhigend und entspannend.

Sesquiterpenaldehyde

Auch wenn die großmolekularen Sesquiterpenaldehyde generell eher selten und immer in sehr kleinen Mengen in Zitrusölen auftreten, bestimmen sie durch ihren intensiven Duftcharakter in gewissen Zitrusölen, wie zum Beispiel der Orange, die speziell fruchtig-süße Duftnote. Sie wirken auf die Psyche angstlösend und stark ausgleichend. Ein typischer Vertreter ist Sinensal, das im Orangenöl vorkommt.

Zitrusschalenöle enthalten ein hohe Menge an Monoterpenen ▼

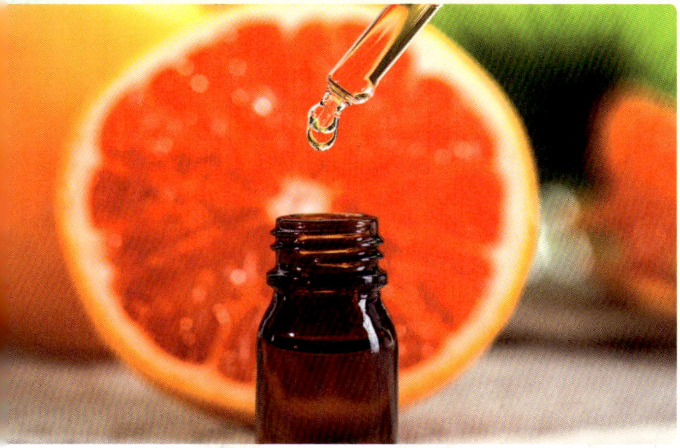

Ester

Zitrusöle mit besonders hohen Esteranteilen sind in Petit-Grain-, Neroli- und Bergamotteöl zu finden.
Monoterpenester sind sehr hautverträgliche, entzündungshemmende und antimykotisch wirksame Stoffe. Deshalb können sie in Rezepturen für Haut- und Körperpflegeprodukte dominanter eingesetzt werden. Auch eine pure Einzelanwendung ist in besonderen Fällen möglich, z. B. ein Tropfen Neroli auf Schläfe oder Puls geben. Auf unsere Psyche wirken sie entspannend und harmonisierend.

Cumarine und Furocumarine

Die Gruppe der Cumarine leitet sich aus den Phenylpropan-Derivaten ab, hat aber eine andere Grundstruktur. Cumarine sind bekannt als muskelentkrampfende und schmerzstillende Inhaltsstoffe, die gleichzeitig stark stimmungsaufhellend und angstlösend wirken. In Zitrusölen finden sich sowohl Cumarine als auch Furocumarine. Insbesondere Furocumarine mobilisieren bei Lustlosigkeit und Traurigkeit und vertreiben schlechte Stimmung. Wegen der fotosensibilisierenden (die Haut lichtempfindlicher machenden) Wirkung dürfen furocumarinhaltige Zitrusöle nur auf der Haut angewendet werden, wenn anschließend kein Sonnenlicht auf die Haut trifft (dies gilt auch für den Besuch eines Sonnenstudios). Furocumarine, wie sie z. B. in Bergamotteöl (siehe Seite 86) zu finden sind (Bergapten und Citropten), wirken besonders stark stimmungshebend und angstlösend, sind aber auf der Haut fototoxisch. Bei Anwendung in einem Körperöl kann es je nach Hauttyp in Verbindung mit UV-Licht durch Sonnenbäder oder im Sonnenstudio zu braunen Hautverfärbungen (Dermatitis solaris), Schwellungen oder Blasenbildungen kommen.

Wichtiger Hinweis!
Manche Zitrusöle enthalten Furocumarine. Manche erhöhen die Lichtempfindlichkeit der Haut. Nach Anwendung einer Mischung mit diesen Ölen muss die Sonne für mindestens zwei Stunden gemieden werden (auch das Solarium).

Einkauf von Zitrusölen – hochwertige Qualität erkennen

Ätherische Öle können vielseitig eingesetzt werden. In Deutschland muss ein Hersteller sich jedoch entscheiden, ob er sein Öl als Kosmetikum, als Lebensmittel oder als Bedarfsgegenstand verkaufen möchte, weshalb Informationen auf dem Etikett unterschiedlich ausfallen können. Wichtig sind:

- Herkunftsland
- Botanischer Name
- Inhaltsstoffe (INCI)
- Gewinnungsmethode
- Pflanzenteil
- Bio-Zertifizierung (z. B. Demeter)
- Füllmenge
- Haltbarkeit nach dem Öffnen
- Chargennummer
- Produktionsort, Hersteller

Achten Sie zusätzlich auf Bio-Qualität und eine lichtschützende Abfüllung in Braun- oder Grünglasfläschchen sowie Sicherheitsverschlüsse.

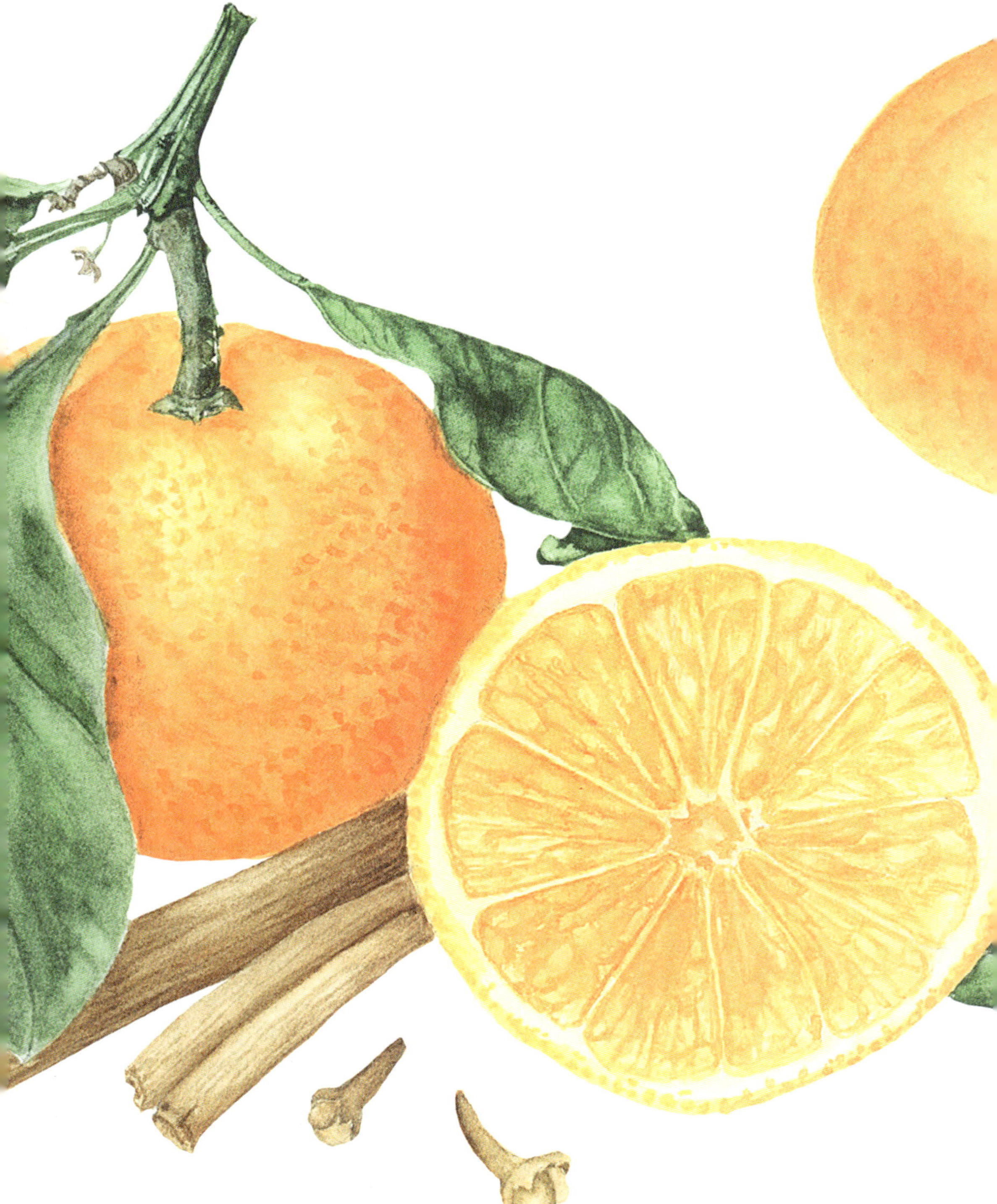

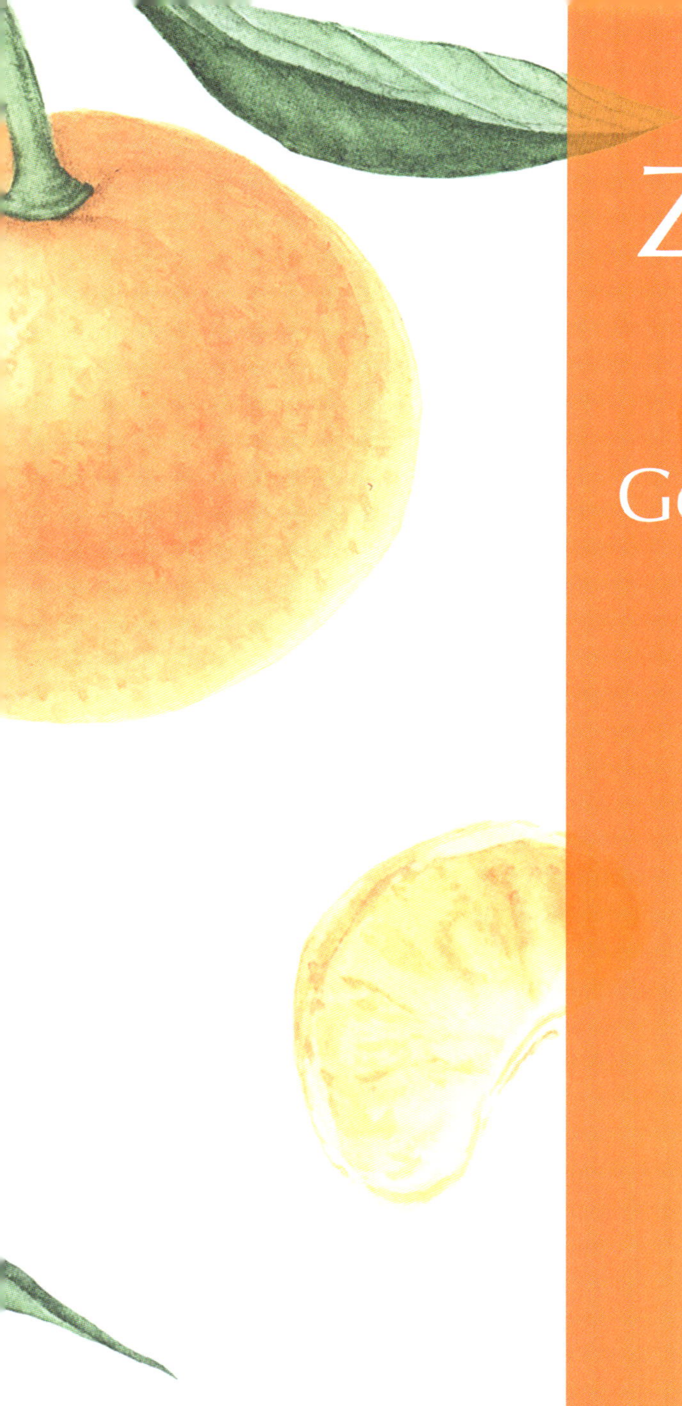

Zitrusöle für Gesundheit und gute Laune

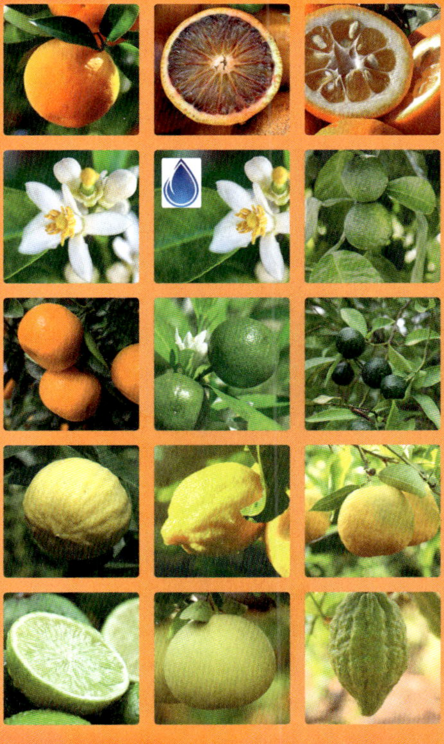

*Wer könnte traurig sein
beim Anblick
der lachenden Orangen,
niedergeschlagen
beim Duft ihrer zärtlichen Süße?*
Giovanni Delacasa

Die Familie der Orangen

Die Bezeichnung Orange ist abgeleitet von dem Wort „Nagaranja" (Sanskrit) und bedeutet übersetzt „gefällt den Elefanten". Später entwickelte sich daraus das arabische Wort „Narunj". So entstand das spanische „Naranja", das italienische „Arancio" und die deutsche Orange.

Die Heimat der Orangen ist wahrscheinlich die Provinz Yunnan und Sichuan in Südchina. Orangenbäume wurden vermutlich bereits vor mehr als 4000 Jahren in China angebaut.

Sowohl die süße Orange als auch die Bitterorange waren lange vor unserer Zeitrechnung in China bekannt und wurden intensiv kultiviert. Aus Aufzeichnungen weiß man, dass sie während der Xia-Dynastie (2000–1600 v. Chr.) v. a. dem Kaiser und seiner Familie vorbehalten waren.

Der schwedische Naturforscher Carl von Linné (1707–1778) klassifizierte süße Orangen- und Bitterorangenbäume zunächst als eine Art (Citrus aurantium), heute werden sie zu selbstständigen Arten innerhalb der Gattung Citrus gezählt.

Beide Arten sind eng verwandt, da sie die gleichen Eltern haben. Je bitterer die Orange, desto größer ist der genetische Anteil der Pampelmuse vertreten. Je süßer die Orange, desto mehr zeigt sich der genetische Einfluss der Mandarine.

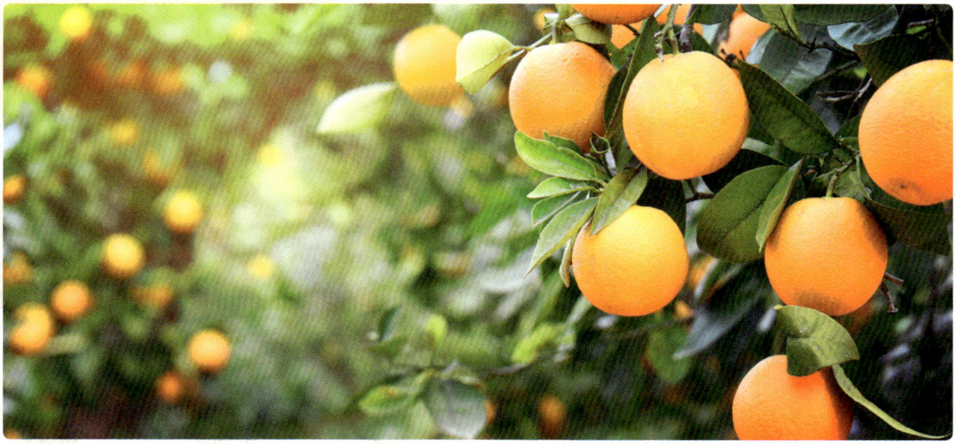

Abstammung der Orangen und Zuordnung ihrer ätherischen Öle

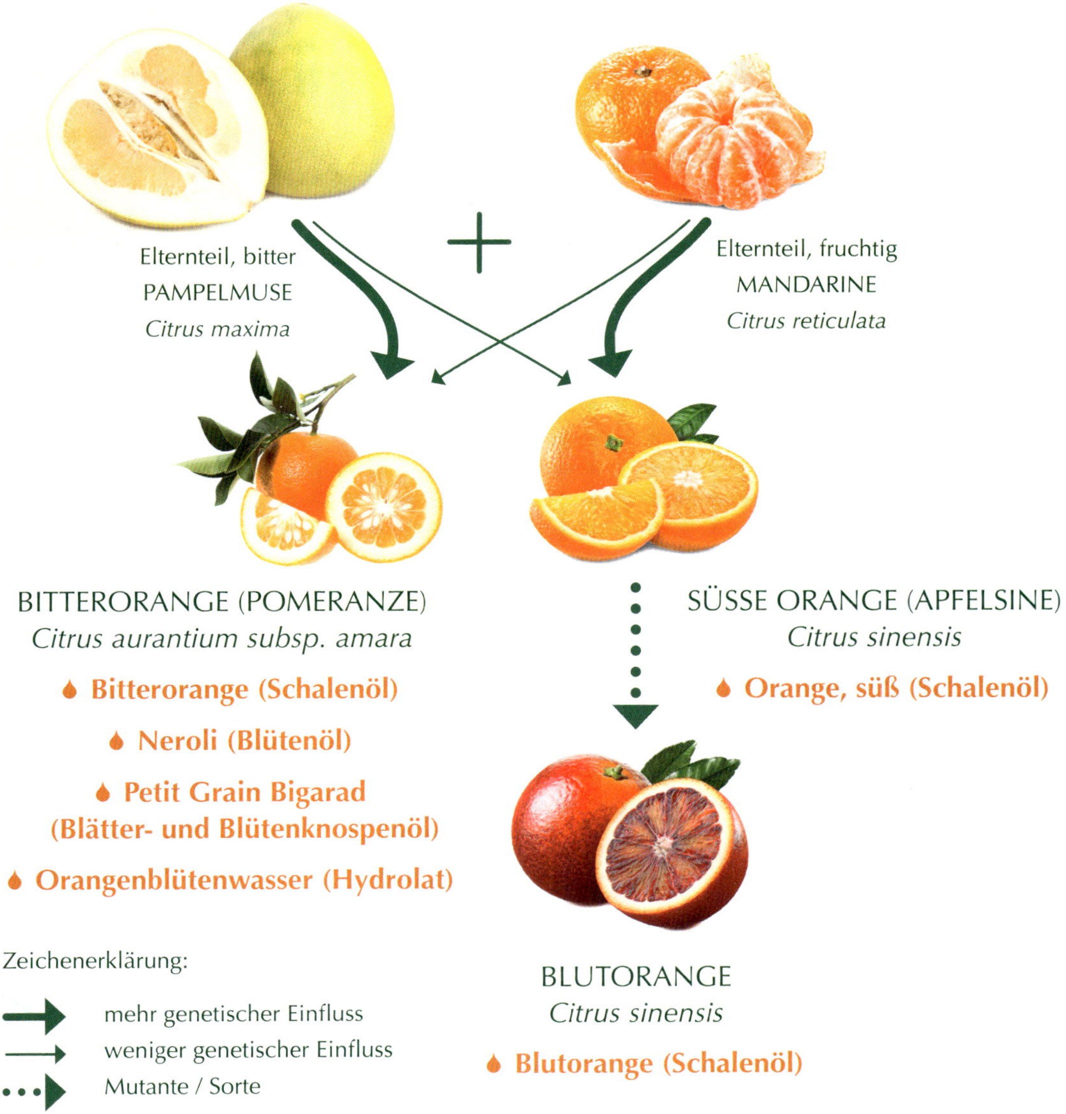

Orange, süß

Geschichtliches, Botanik, Anbau
Der deutsche Name Apfelsine weist auf die asiatische Herkunft dieser beliebten Frucht hin: „Apfel aus China (sina)". Süße Orangen waren ursprünglich in den nördlichen Regionen zwischen China und Indien beheimatet. Sie sind durch eine Kreuzung aus Pampelmuse (Citrus maxima) und Mandarine (Citrus reticulata) entstanden. Schon vor mehreren Tausend Jahren wurden sie vor allem im Süden Chinas kultiviert und gelten als eine der ältesten Kulturpflanzen.

Erst im 15. Jahrhundert kam diese Form der Orange durch portugiesische Seefahrer nach Europa und fand in den warmen Mittelmeergebieten – vor allem in Portugal – eine neue Heimat.

Orangenbäume können weit über 100 Jahre alt werden. Es handelt sich um kleine bis mittelhohe Bäume (3 – 8 m) mit immergrünen lanzettlichen Blättern und stark duftenden Blüten. Ältere Pflanzen sind, im Gegensatz zu Bitterorangenbäumen, meist dornlos. Sie lieben Wärme und eine einzige Frostnacht kann die Pflanze zum Absterben bringen.

Von Februar bis Juni öffnen sich kleine, zwittrige, stark duftende Blüten, aus denen sich im Laufe des Jahres die saftigen, süß schmeckenden großen Beerenfrüchte entwickeln. Die Frucht enthält kaum Bitterstoffe.

Die relativ dünne und glatte Fruchtschale ist mit den für Zitrusfrüchten typischen Öldrüsen versehen.

Orangen sind die populärste und wichtigste Art unter den Zitrusfrüchten. 70 % der Weltproduktion kommt aus dem sogenannten Zitrusgürtel, der sich zwischen dem 40. Grad

Kurzinfo Botanik
Süße Orange, Apfelsine

Botanischer Name:
Citrus sinensis

Familie:
Rautengewächse

Heimat: China

Anbau: Brasilien, Argentinien, Mexiko, USA, alle Mittelmeerländer, China, Indien, Südafrika und Australien

Nutzen:
Saftproduktion, Frischobst, Gewinnung ätherischer Öle

Anbau:
Konv. Anbau, Bioanbau, Demeter

nördlicher und dem 35. Grad südlicher Breite rund um die Erde spannt.

Inzwischen sind mehr als 500 verschiedene Apfelsinensorten erhältlich. Die bekanntesten sind die Blondorangen. Sie besitzen ein helles, sehr saftreiches Fruchtfleisch. Als Besonderheit gelten die Blutorangen (siehe Seite 56).

Leider sind Orangen aus konventionellem Anbau häufig mit Pestiziden belastet (siehe Seite 141).

Orangenöl ist der Sonnenschein unter den Zitrusdüften

Ätherisches Öl

Orangenöl ist eines der beliebtesten ätherischen Öle und wird weltweit am häufigsten hergestellt. Jährlich werden ca. 20.000 t gewonnen. Orangenöl ist sehr vielseitig anwendbar und auch in bester Qualität noch erschwinglich.

Auf Bio-Qualität sollte jedoch unbedingt geachtet werden, da die Belastung mit Pestiziden vor allem in kaltgepressten Zitrusölen ohne Bio-Zertifikation nachweisbar ist. Dies konnte durch das Forschungsinstitut Dr. Hauck, Wiggensbach, im Rahmen einer im Jahr 2020 durchgeführten Studie mit Orangenölen verschiedener Herkunft gezeigt werden. Orangenöl enthält bis zu 98 % Monoterpene und hiervon in erster Linie Limonen. Der klassische Orangenduft entsteht jedoch durch eine ganz kleine Menge des Sesquiterpenaldehyds α-Sinensal. Es handelt sich um einen sehr intensiven Duftstoff. Zudem kommt das stark duftende, seltene Sesquiterpen Valencen fast nur in Orangenöl vor.

Der warme, fruchtig-süße Duft des Orangenöls ist bei allen Altersgruppen – von Jung bis Alt – sehr beliebt. Mit seiner aufmunternden,

Orangenduft bringt Sonne in unsere Herzen ▼

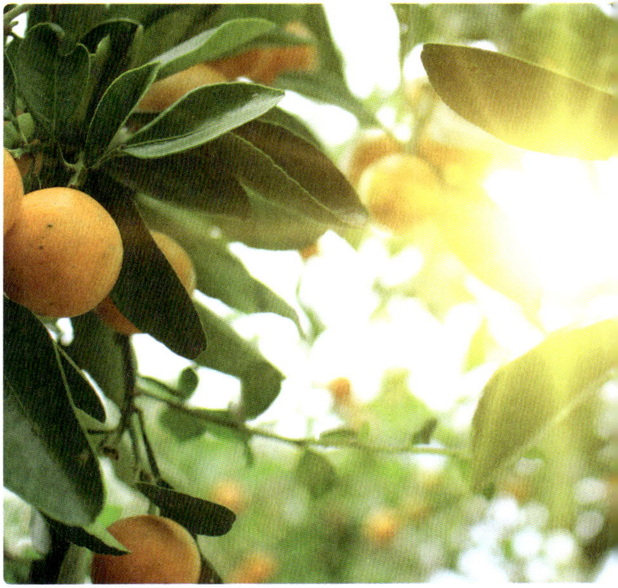

stimmungsaufhellenden und gleichzeitig entspannenden Wirkung wird das Öl gerne zur Raumbeduftung verwendet.

Aufgrund der positiven Eigenschaften auf die Psyche zeigte Orange u. a. auch bei der Verwendung in Warteräumen von Praxen erfolgreiche Wirkung. Im Rahmen einer Studie konnte nachgewiesen werden, dass der Duft von Orangenöl in einer Zahnarztpraxis die Angst der Patient*innen vor der Behandlung reduzierte.

Für eine allgemein raumluftdesinfizierende Wirkung und dem gleichzeitigen Beheben von schlechten Gerüchen eignet sich Orange in Mischung mit Kiefernnadel, Myrte, Nelke, Thymian, Zirbelkiefer, Wacholderbeere.

Schon beim Schnuppern am Fläschchen lindert Orangenöl Brechreiz und hat sich hervorragend bei jeder Form von Übelkeit bewährt, egal ob während der Schwangerschaft, auf Reisen oder während einer Chemotherapie. Orangenöl wird gerne, unter Berücksichtigung der unten genannten Hinweise, als Zusatz in selbst gemischten Hautpflegeprodukten verwendet. Der hohe Monoterpenanteil oxidiert jedoch leicht. Oxidiertes Öl kann zu Hautreizungen führen. Auch Anwendungen von mehr als 5 Tropfen im heißen Badewasser können die Haut reizen.

Kurzinfo Ätherisches Öl
Orange, süß

Ausgangspflanze: Orange, süß
(Citrus sinensis)

Herkunft:
Italien, Mittel- und Südamerika (Argentinien)

Herstellungsverfahren:
Kaltpressung der frischen Schalen; 200 kg Schalen / 1 kg Öl

Duft (Kopfnote):
Fruchtig-frisch, süß, warm

Farbe: Orange

Mischt sich gut mit: allen Ölen

Dosierung:
Max. 20 Tr. in 50 ml Bio-Pflegeöl

Haltbarkeit nach Öffnung:
6 Monate

Qualitätsempfehlung:
Bio-Zertifikation, Demeter

Orangenöl wirkt auf der Haut nicht fotosensibilisierend.

- Nur frisches Öl verwenden (bis 6 Monate nach der Öffnung des Fläschchens)
- Nicht mehr als 5 Tropfen in heißem Badewasser verwenden
- Pflegeprodukt nicht vor dem Sonnenbad verwenden

Inhaltsstoffe Orange, süß (ätherisches Öl)

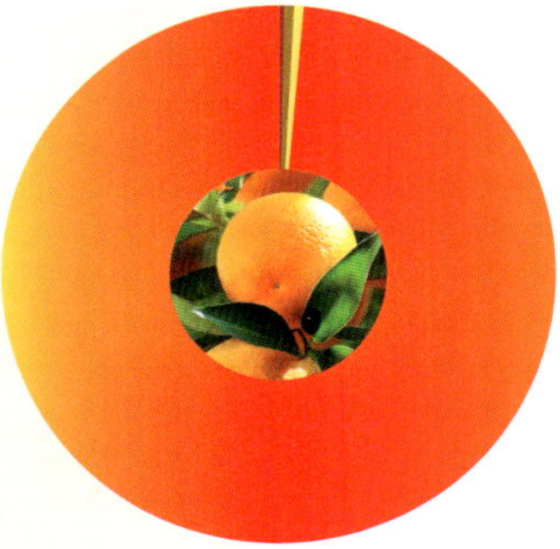

- 95–98 % Monoterpene (95 % d-Limonen, 2 % α-Myrcen, 0,5 % α-Pinen)
- 0,2–0,3 % Monoterpenaldehyde (Geranial, Neral)
- 0,2 % Sesquiterpene (Valencen)
- 0,1 % Sesquiterpenaldehyde (Sinensale)

Quelle: Primavera Life

Duftwirkung psychisch:

→ Ausgleichend
→ Stresslösend
→ Angstlösend
→ Stimmungsaufhellend
→ Energie, Freude und Optimismus vermittelnd
→ Konzentrations-, kreativitäts- und motivationsfördernd

Wirkung in Teil- oder Ganzkörperanwendungen:

→ Antiseptisch
→ Entzündungshemmend
→ Immunstärkend
→ Durchblutungsfördernd
→ Gewebestärkend
→ Lymphflussfördernd
→ Antiemetisch (bei Übelkeit und Erbrechen)

Bewährte Anwendungen

- **Raumbeduftung**

- **Übelkeit (auch bei Krebspatienten)**
- **Cellulite**
- **Lymphstau, Ödeme**
- **Erkältungskrankheiten**
- **Krampfartige Magen- und Darmbeschwerden**

- **Fatigue**
- **Anspannung**
- **Nervenschwäche**
- **Schlaflosigkeit**
- **Konzentrationsprobleme**
- **„Downs" bei seelischem Ungleichgewicht**

- **Kulinarik**

- **Haushalt**

Blutorange

Geschichtliches, Botanik, Anbau
Blutorangenbäume sind keine eigene botanische Art, sondern Sorten der süßen Orangenbäume (siehe Seite 52). Eine alte, in Sizilien beheimatete Sorte ist die „Sanguinello". Weitere bekannte Sorten sind „Moro" und „Tarocco"(Halbblut). Zur Reifezeit sind Fruchtfleisch und Schale rot bis tiefrot.

Blutorangen gedeihen besonders gut in Sizilien – insbesondere an den fruchtbaren Hängen des Ätna. Die Böden sind geprägt von längst erkaltetem und verwittertem Basalt-Lavagestein früherer Vulkanausbrüche. Der fruchtbare Lavaboden ist besonders reich an Phosphor, Kalium und Calcium. Zusätzliche Bewässerung ist in dieser regenarmen Region jedoch Voraussetzung für eine gute Fruchtqualität.

Blutorangenplantage mit Ätna im Hintergrund ▼

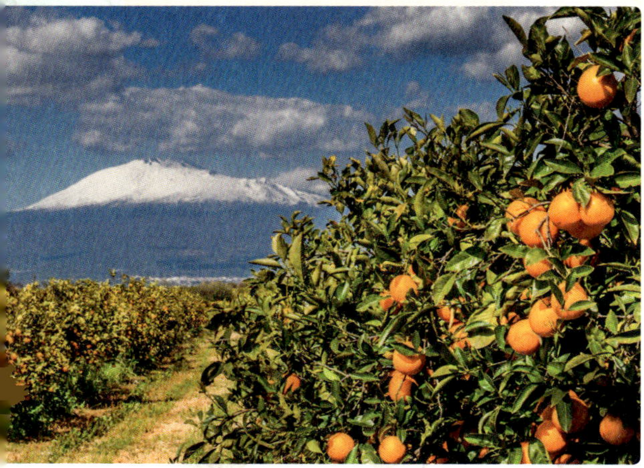

Kurzinfo Botanik Blutorange

Botanischer Name:
Citrus sinensis

Familie:
Rautengewächse

Heimat: China

Anbau: Italien (Sizilien), Brasilien

Nutzen:
Saftproduktion, Frischobst, Gewinnung ätherischer Öle

Anbau:
Konv. Anbau, Bioanbau, Demeter

Die Temperatur an den Hängen rund um den Ätna ist großen Schwankungen unterworfen. Während der Reifezeit der Blutorangen ist es hier tagsüber mild warm und nachts sehr kalt.

Durch die starken Temperaturunterschiede zwischen 0 °C und 20 °C entstehen Pigmente, die sich im Fruchtfleisch und in der Schale ablagern und Farbe annehmen. Die Farbe verdanken die Früchte dem Pflanzenfarbstoff Anthocyan (sekundärer Pflanzenstoff der Gruppe der Bioflavonoide), der mehr oder weniger intensiv rot gefärbtes Fruchtfleisch und rot gefärbte Schalen hervorruft.

Anthocyane werden von Pflanzen gebildet, um empfindliche Zellen u. a. vor UV-Licht oder Kälte zu schützen. Sie kommen auch in vielen anderen roten oder blauen Früchten und Gemüsen vor.

Die Früchte reifen zwischen Januar und Anfang März und sind in voller Reife sehr aromatisch. Leider werden sie für den Versand zu uns nach Nordeuropa oft zu früh geerntet, sodass häufig das köstliche Aroma fehlt. Sie sind nach der Ernte nur ca. zwei bis vier Wochen haltbar.

Blutorangen ergeben einen köstlichen, erfrischenden Saft und werden gerne in der Küche für Salatsoßen, Dips und Desserts verwendet. In Sizilien werden sie sogar salzig, z. B. mit Fenchel, Oliven und Pfeffer, gegessen.

Blutorangen sind aber nicht nur lecker, sondern auch sehr gesund. Sie enthalten viele Mineralstoffe und Vitamine (vor allem Vitamin C und B und E) und nur wenig Fruchtzucker. Die oben genannten Anthocyane schützen unsere Zellen vor Alterung und beugen Entzündungen und vielleicht auch Krebs vor.

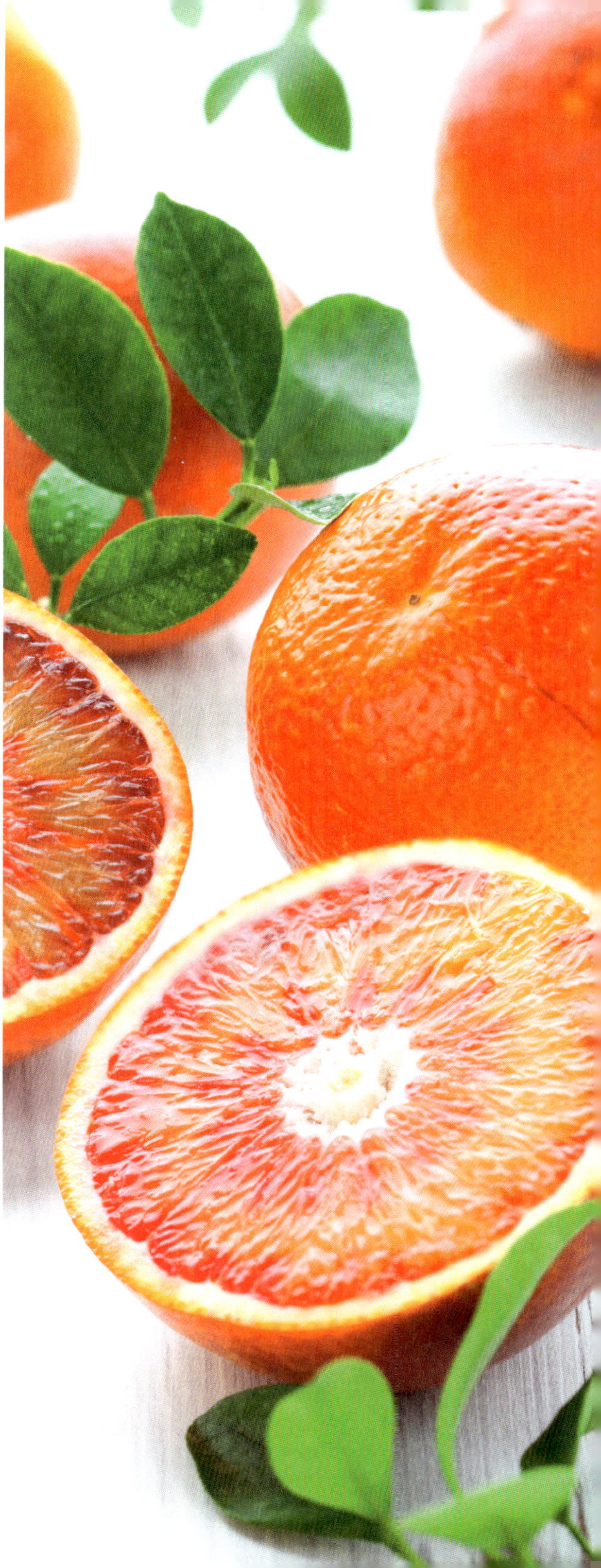

Blutorangenduft vermittelt Frohsinn und Optimismus

Kurzinfo Ätherisches Öl Blutorange

Ausgangspflanze:
Blutorange *(Citrus sinensis)*

Herkunft:
Italien (Sizilien)

Herstellungsverfahren:
Kaltpressung der frischen Fruchtschalen; 200 kg / 1 kg Öl

Duft (Kopfnote):
Warmer, weicher Orangenduft

Farbe: Orange

Mischt sich gut mit: allen Ölen

Dosierung:
Max. 20 Tr. in 50 ml Bio-Pflegeöl

Haltbarkeit nach Öffnung:
6 Monate

Qualitätsempfehlung:
Bio-Zertifikation, Demeter

Ätherisches Öl

Das ätherische Öl von Blutorangen ist weniger bekannt als das Öl der hellen süßen Orangen. Duft und Inhaltsstoffe sind vergleichbar.

Riechtests mit Erwachsenen haben gezeigt, das der Duft der süßen Orange und der Blutorange nicht leicht voneinander zu unterscheiden ist. Interessanterweise greifen Kinder intuitiv zu dem etwas wärmeren, weicheren Duft der Blutorange.

Auch im Umgang mit Babys kann Blutorange vorsichtig verwendet werden. Ein Duftstein oder Dufttüchlein im Wickel- oder Kinderzimmer wird Kind und Mutter willkommen sein.

Der komplexe Duft eignet sich sehr gut für Einzelanwendungen. Er passt gut in winterliche, würzige Duftmischungen mit Zimtrinde, Kardamom, Pfeffer oder Koriander. Sinnliche Körperöle mit Sandelholz, Patchouli, Jasmin oder Ylang Ylang werden durch die Verwendung von Blutorangenöl wunderbar abgerundet. In Raumduftmischungen gegen schlechte Gerüche hat sich eine Kombination mit den ätherischen Ölen von Lemongrass, Myrte und Zitrone bewährt. Blutorangenöl hilft bei depressiven Verstimmungen, Licht am Ende des Tunnels zu sehen.

Der Duft ist ein wahrer Seelentrost und hat einen „Kuscheleffekt" für alle Personen, die eher zu Kälte neigen und sich nach etwas mehr Wärme sehnen. Diesen Effekt kann man sich bei einer Körpermassagenmischung zunutze machen. Gerade Menschen

Inhaltsstoffe Blutorange (ätherisches Öl)

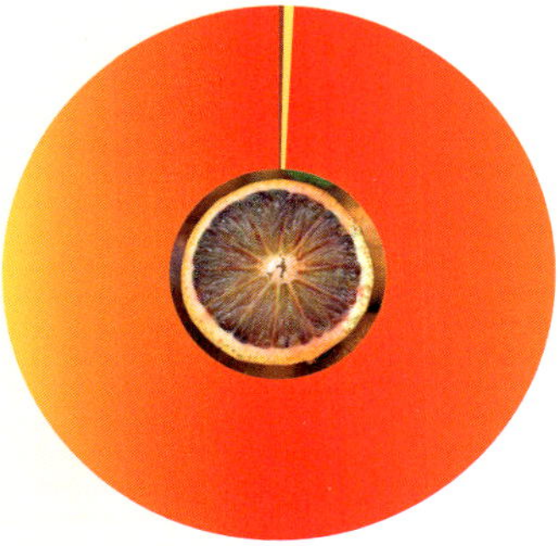

- 98 % Monoterpene (95 % d-Limonen, 2 % β-Myrcen)
- 0,5 % Monoterpen-Aldehyde (Geranial und Neral)
- 0,01 % Sesquiterpen-Aldehyd (Sinensal)

Quelle: Primavera Life

mit Tendenz zum Frieren werden von einer entspannenden Körperölmischung mit Blutorange profitieren.

Bademischungen mit Blutorange sollten mit hautfreundlichen Ölen, wie z. B. Lavendel oder Ylang Ylang, ergänzt werden. Bei allen Körper- und Bademischungen sollten die Hinweise zu Orangenöl (siehe Seite 54) beachtet werden.

Duftwirkung psychisch:

➜ Stressabbauend
➜ Angstlösend
➜ Entspannend, beruhigend
➜ Leicht anregend

Wirkung in Teil- oder Ganzkörperanwendungen:

➜ Durchblutungsfördernd
➜ Entschlackend
➜ Hautstraffend
➜ Bindegewebsstärkend
➜ Immunstärkend
➜ Verdauungsfördernd
➜ Entzündungshemmend

Bewährte Anwendungen

- **Raumbeduftung**

- **Übelkeit**
- **Cellulite**
- **Lymphflussstörungen**
- **Durchblutungsstörungen**
- **Detox**

- **Anspannung**
- **Nervenschwäche**
- **Schlaflosigkeit**
- **Depressive Verstimmungen**

- **Kulinarik**

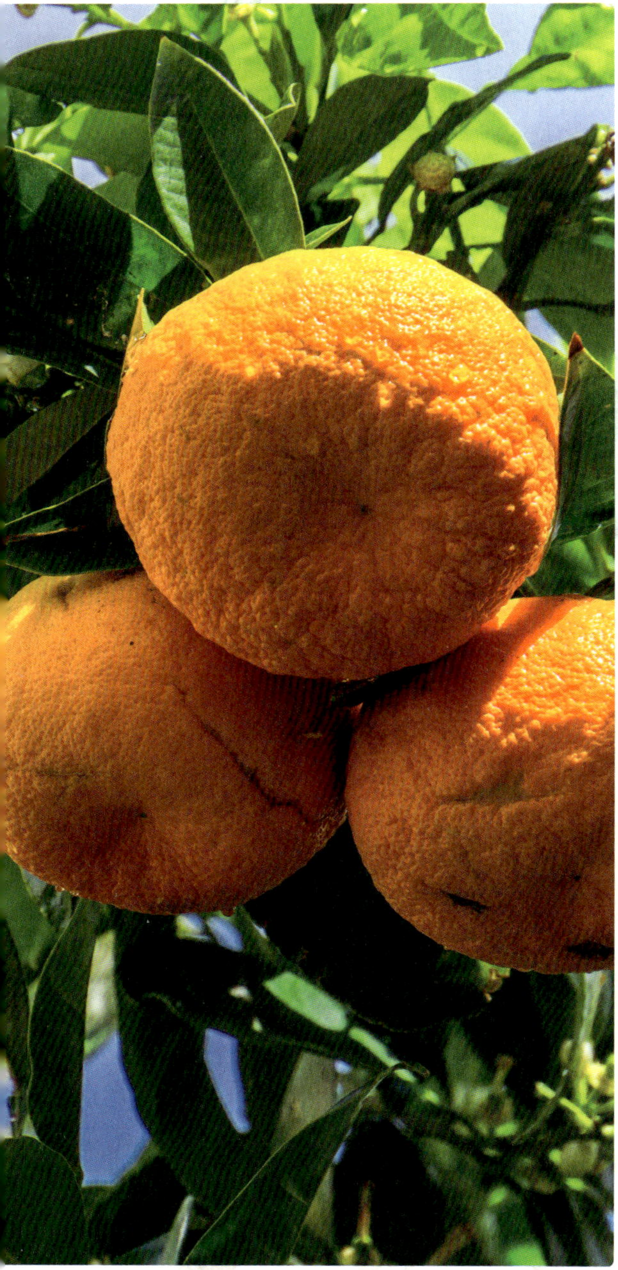

Ach! Wie schön hinauszutreten
In die Düft der Pomeranzen,
Kennend weiter kein Verlangen,
Als den Durst nur nach Verlangen!
Joseph von Eichendorff

Bitterorange

Geschichtliches, Botanik, Anbau
Die Bitterorange kam viel früher als ihre Schwester, die süße Orange, nach Europa. Arabischen Händlern ist zu verdanken, dass die Bitterorange bereits im 10. Jahrhundert n. Chr. in Sizilien angebaut wurde. Sizilien stand zu der Zeit unter arabischer Vorherrschaft. Die Araber kannten sich mit Bewässerungstechniken besonders gut aus und brachten u. a. Zitronen- und Bitterorangenbäume auf die Insel, um die Landwirtschaft zu fördern.

Auch die Iberische Halbinsel stand im 10. Jahrhundert unter arabischer Herrschaft. Durch Handel der arabischen Stämme gelangten die Bitterorangenbäume nach Spanien. Sie waren den Sultanen, Emiren und Kalifen vorbehalten. Die Mauren, die noch lange in Andalusien herrschen sollten, hatten eine Vorliebe für die Blüten der Bäume. Maurische Dichter priesen den duftenden Orangenbaum und seine schönen Blüten. Aus

Kurzinfo Botanik Bitterorange

Botanischer Name: *Citrus aurantium subsp. amara*

Familie: Rautengewächse

Heimat: Südchina

Anbau: Italien (Sizilien), Brasilien

Nutzen: Lebensmittelverarbeitung, Gewinnung ätherischer Öle

Anbau: Konv. Anbau, Bioanbau, Demeter

der Zeit der maurischen Herrschaft stammt das Wort „azahar", was auf Arabisch „weiße Blüte" heißt. Noch heute wird die Orangenblüte im Spanischen „Azahar" genannt.

Die Wärme der südlichen Region Spaniens ist besonders geeignet für den frostempfindlichen und sonnenliebenden Baum. Seit über Tausend Jahren ist der Bitterorangenbaum in Höfen, Gartenanlagen der andalusischen Städte, wie z. B. Cordoba, Malaga, Granada und Sevilla, zu finden. Auch als Straßenbaum hat sich die robuste Bitterorange bewährt. Allein in Sevilla wachsen heute ca. 40.000 Bitterorangenbäume. Sie spenden Schatten und erfüllen im April mit dem Duft ihrer Blüten die ganze Stadt.

Der Name Pomeranze ist eine Abkürzung des mittelalterlichen „Pomum aurantium", dem Goldapfel. In diesem alten Namen spiegelt sich die Hochachtung, die man diesen Früchten im Mittelalter entgegenbrachte (siehe Seite 135).

Der Bitterorangenbaum ist der Größte unter den Orangenbäumen. Er wird bis zu 10 m hoch und kann bis zu 150 Jahre alt werden. Im Gegensatz zum (süßen) Orangenbaum sind an den Zweigen Dornen zu finden, die jedoch dünn und relativ weich sind. Der immergrüne Baum hat dunkelgrüne Blätter und eine dichte Krone.

Orangengarten der Kathedrale von Sevilla, Andalusien ▼

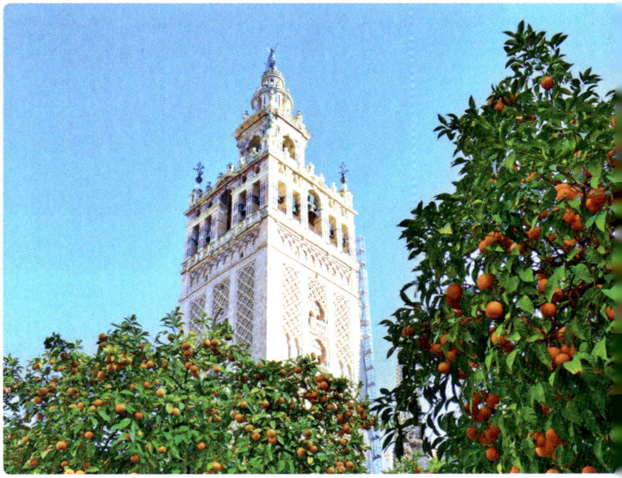

Der Baum blüht und fruchtet zur gleichen Zeit. Seine orangefarbenen Früchte stehen in wunderschönem farblichem Kontrast zu den dunkelgrünen Blättern.

Die Früchte haben sehr viele Kerne und dicke Schalen mit großen Ölzellen. Für den frischen Verzehr schmecken sie viel zu sauer und bitter. Aus Schalen und Saft wird die berühmte englische Bitterorangenmarmelade gewonnen. Die Schalen dienen auch der Herstellung von Orangeat und zum Ansetzen von Bitterorangen-Likör. Die enthaltenen Bitterstoffe haben sich bei Appetitlosigkeit und Verdauungsbeschwerden bewährt.

Gleich drei ätherische Öle und ein Pflanzenwasser werden von dem wunderbar duftenden Bitterorangenbaum gewonnen.

- **Bitterorange (Fruchtschalen)**
- **Neroli (Blüten)**
- **Orangenblütenwasser (Hydrolat)**
- **Petit Grain Bigarade (Blätter, Fruchtansätze, Blütenreste)**

Ätherisches Öl (Bitterorange)

Bitterorangenöl hat einen herberen und nicht so süßen Duft wie Orangenöl. Er ist frisch wie der Duft von Zitronenöl, jedoch etwas weicher und wärmer. An dunklen Wintertagen vertreibt er trübe Stimmungen und desinfiziert die Raumluft. Die Inhaltsstoffe der Öle Bitterorange und Orange süß sind weitgehend identisch. Das Öl der Bitterorange enthält jedoch eine kleine Menge an Ester und etwas weniger Aldehyde.

Kurzinfo Ätherisches Öl Bitterorange

Ausgangspflanze:
Bitterorange
(Citrus aurantium subsp. amara)

Herkunft:
Italien (Sizilien), Nord- und Mittelamerika, Spanien, Ägypten

Herstellungsverfahren:
Kaltpressung der frischen Fruchtschalen; 200 kg / 1 kg Öl

Duft (Kopfnote):
Sauer-fruchtig, frisch, spritzig

Farbe: Gelb bis Hellbraun

Mischt sich gut mit: allen Ölen

Dosierung:
Max. 20 Tr. in 50 ml Bio-Pflegeöl

Haltbarkeit nach Öffnung:
6 Monate

Qualitätsempfehlung:
Bio-Zertifikation, Demeter

Inhaltsstoffe Bitterorange (ätherisches Öl)

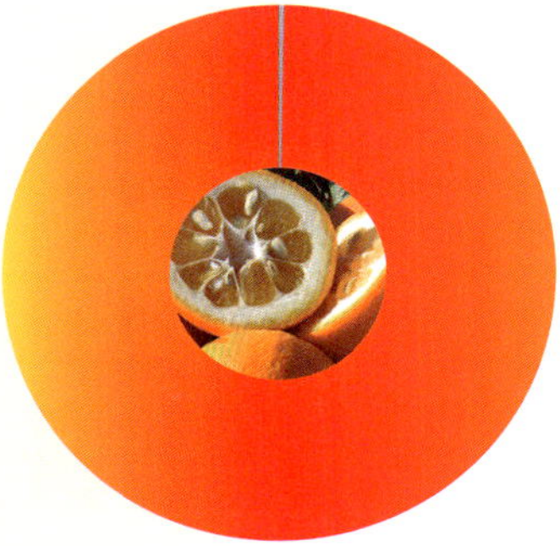

98 % Monoterpene (95 % d-Limonen, 2 % β-Myrcen)

0,2 %–0,5 % Ester (Linalylacetat, Geranylacetat)

In Spuren:
Aldehyde, Sesquiterpene, Monoterpenole

Quelle: Farfalla, Wadi

(kann Cumarine u. Furocumarine enthalten 0,035 %–0,073 % A. d. V.)

Duftwirkung psychisch:

- → Aufheiternd
- → Angstlösend
- → Entspannend
- → Konzentrationsfördernd
- → Besänftigend
- → Beruhigend
- → Stressabbauend

Wirkung in Teil- oder Ganzkörperanwendungen:

- → Antiviral
- → Antibakteriell
- → Durchblutungsfördernd
- → Entschlackend
- → Entkrampfend
- → Leberentlastend
- → Appetitanregend
- → Verdauungsfördernd
- → Entzündungshemmend
- ⚠ Fotosensibilisierend

Wichtige Hinweise zur Anwendung in Körper- und Bademischungen siehe Seite 54. Das Öl hat sich insbesondere bei nervösen Magen- und Verdauungsbeschwerden bewährt.

Bewährte Anwendungen

- **Raumbeduftung**

- **Cellulite**
- **Verdauungsprobleme**
- **Detox, Fastenkuren**
- **Venen- und Lymphmassagen**

- **Anspannung**
- **Ängste**
- **Unruhe**

- **Haushalt**

Neroli

Neroli gehört zu den kostbarsten ätherischen Ölen. Aufgrund des hohen Preises wird es meistens als reines Neroliöl in 1 ml Fläschchen verkauft oder 10 %ig verdünnt in Alkohol angeboten. Der hohe Preis ist kein Wunder, wenn man bedenkt, dass man ca. eine Tonne dieser zarten, stark duftenden kleinen Blüten des Bitterorangenbaums benötigt, um nur 1 l ätherisches Öl zu gewinnen. Zum Glück bildet der Baum viele Blütenbüschel, sodass die Ernte ergiebig ist. Geerntet wird jedoch erst von Bäumen, die mindestens 20 Jahre alt sind. Erst dann entfalten die Blüten ihr volles Aroma. Bei kleineren Bäumen werden die Blüten handgepflückt, größere und ältere Bäume werden geerntet, indem mit Stöcken an die Äste geklopft wird, so wie wir es in Ägypten gesehen haben (siehe Seite 35).

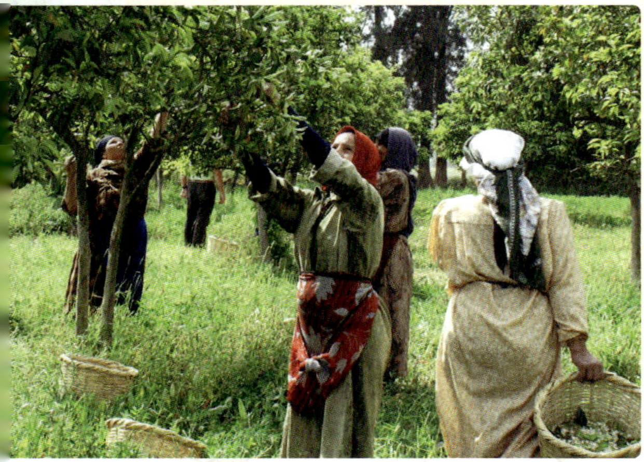

Der Name Neroli ist zurückzuführen auf Marie-Anne de la Trémoille (1642–1722). In zweiter Ehe heiratete die gebürtige Französin den italienischen Herzog Flavio Orsini, der u. a. auch Fürst von Nerola war. Eines seiner Besitztümer war das Castello Orsini im Ort Nerola, ca. 40 km nordöstlich von Rom. In Nerola lernte Marie-Anne das stark duftende Destillat der Bitterorangenblüten kennen. Sie nahm es mit nach Paris und machte es dort bekannt.

Nachdem ihr Mann gestorben war und sie sowohl sein Vermögen als auch seinen Titel verloren hatte, nannte sie sich fortan selbst „Prinzessin von Nerola“. Sie war eine sehr umtriebige Frau, die das gesellschaftliche Leben liebte. Es heißt, sie habe Neroli viel und sehr üppig verwendet. Wäsche, Briefpapier und Lederhandschuhe wurden parfümiert. Ihr ist es u. a. zu verdanken, dass Ende des 17. Jahrhunderts der Duft von Neroli in der gehobenen französischen Gesellschaft große Beliebtheit erlangte. Er wurde zum wichtigen Bestandteil vieler Parfüms, und auch Napoleon war ihm nicht abgeneigt. Neroli ist eine duftprägende Komponente im „Original Kölnisch Wasser“.

Ein Notfallöl bei Traumata, Schock und Ängsten

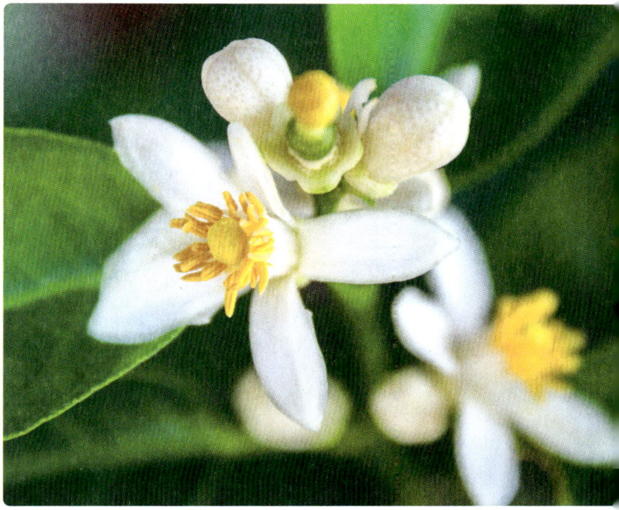

Ätherisches Öl
Neroli ist ein sehr komplexes ätherisches Öl mit bis zu 400 verschiedenen Inhaltsstoffen. Es findet Verwendung sowohl in verführerischen Parfüms als auch in kraftvollen therapeutischen Rezepturen.

Der kostbare, frische, blumige und engelhafte Duft wird geprägt von den in Spuren vorkommenden Inhaltsstoffen Indol und Jasmon. Neroli aus Marokko riecht etwas weicher, Öle aus Italien hingegen etwas frischer.

Die käuflich erwerbbare 10%ige Verdünnung von Neroli ist gebrauchsfertig einsetzbar.

Neroli 10% kann bei Bedarf sogar pur oder in Öl verdünnt auf die Haut aufgetragen werden. So können Puls, Unterarme, Kinngrube, Schläfen, die Flächen hinter den Ohren, der Nacken usw. behandelt werden. Diese Form der Anwendungen eignen sich z.B. bei Frauen, die während der Wechseljahre unter Herzrasen leiden, oder bei denen sich die Angst „auf´s Herz legt".

Neroli ist wissenschaftlich gut erforscht. Es zählt zu den Ölen mit der stärksten beruhigenden und antidepressiven Wirkung.

Aufgrund der stark angstlösenden und beruhigenden Wirkung des Öls hat sich der Einsatz bei Geburten, in Prüfungssituationen oder auch während des Sterbeprozesses bewährt.

Kommt es bei Ängsten zusätzlich zu einer starken Unruhe, kann Neroliöl auch zusammen mit den Notfalltropfen aus der Bachblütentherapie eingesetzt werden. Der besonders schnelle Weg der Duftinformation über die Nase zum Gehirn bewirkt bei Schockzuständen schnelle Hilfe.

Bei Panikattacken hat Neroliöl sich unzählige Male bewährt und wird deshalb gerne als der „Tranquilizer" unter den ätherischen Ölen bezeichnet.

Auch bei Schlafproblemen zeigt Neroliöl starke Wirkung, speziell in Kombination mit Lavendel.

Im Gegensatz zu den kaltgepressten Zitrusölen ist Neroli ein durchweg hautfreundliches Öl und wirkt nicht fotosensibilisierend. In Gesichtspflegeprodukten überzeugt es durch seine hautregenerierenden und entzündungshemmenden Eigenschaften. Es regt den Hauttonus an und kräftigt die Kapillargefäße. In Ölmischungen zur Verwendung bei Couperose und Besenreisern ist es hochgeschätzt.

In „Babybauchölmischungen" für Schwangere hilft das Öl, Dehnungsstreifen vorzubeugen. Der Duft von Neroli wirkt wohltuend, wenn werdende Mütter während der Zeit der Schwangerschaft ängstlich sind.

Ältere Menschen profitieren von den hautberuhigenden Eigenschaften des Öls, insbesondere wenn die Haut trocken ist und zu Juckreiz (Pruritus) neigt.

Neroli zeigt sich als stark wirksam, z. B. bei MRSA und Candida-albicans-Pilzinfektionen im Vaginalbereich. In der medizinischen Aromatherapie werden zunehmend Aromatogramme eingesetzt. Nach einem Abstrich am Patienten werden die Krankheitskeime in spezialisierten Laboren hinsichtlich ev. wirksamer ätherischer Öle getestet.

Kurzinfo Ätherisches Öl Neroli

Ausgangspflanze:
Bitterorange
(Citrus aurantium subsp. amara)

Herkunft:
Italien (Sizilien), Marokko, Ägypten

Herstellungsverfahren:
Wasserdampfdestillation der frischen Blüten; 1000–1500 kg Blüten / 1 kg Öl

Duft (Kopf-/Herznote):
Frisch bis zart blumig, süß

Farbe: Gelb bis Hellbraun

Mischt sich gut mit: Zitrus-, Baum- u. Blütenölen, Extrakte

Dosierung:
10 % ig max. 20 Tr. in 50 ml Bio-Pflegeöl

Haltbarkeit nach Öffnung:
3–4 Jahre

Vermarktung:
100 %ig, 10 % ig

Qualitätsempfehlung:
Bio-Zertifikation, Demeter

Duftwirkung psychisch:
- Stark angstlösend
- Stark beruhigend
- Stresslösend

Inhaltsstoffe Neroli (ätherisches Öl)

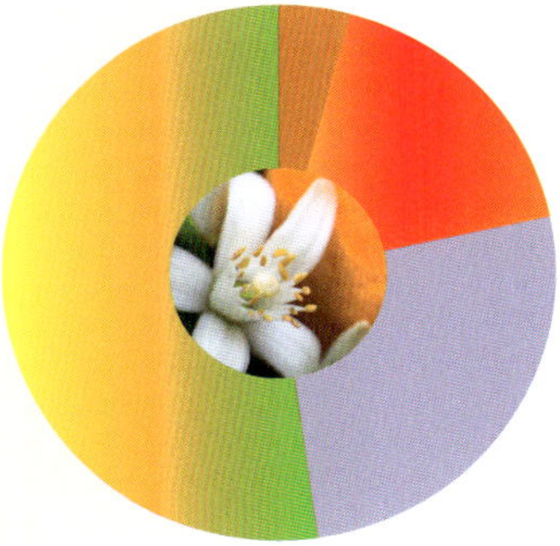

- 45 %–60 % Monoterpenole (38 %–45 % Linalool)
- 22 %–30 % Monoterpene (15 % Limonene, 7 % ß-Pinen)
- 10 % –20 % Ester (Linalylacetat, Nerylacetat, Geranylacetat)
- 5 % Sesquiterpenole (Farnesol, Nerolidol)

In Spuren: MT-Aldehyde, Indol, Jasmon, Methylanthranilat

Quelle: Primavera Life

- ➜ Schlaffördernd
- ➜ Stimmungsaufhellend
- ➜ Antidepressiv
- ➜ Sedativ

Wirkung in Teil- oder Ganzkörperanwendungen:

- ➜ Stark antiviral
- ➜ Stark antibakteriell
- ➜ Stark antimykotisch
- ➜ Hautregenerierend
- ➜ Wundheilend
- ➜ Entzündungshemmend
- ➜ Kapillargefäße kräftigend
- ➜ Dehnungsstreifen vorbeugend
- ➜ Entgiftend
- ➜ Verdauungsfördernd
- ➜ Juckreizstillend
- ➜ Schmerzstillend
- ➜ Fiebersenkend
- ➜ Entkrampfend
- ➜ Venenstärkend
- ➜ Leicht blutdrucksenkend
- ➜ Herzkräftigend

Bewährte Anwendungen

- **Raumbeduftung**

- **Falten, Narben, Couperose**
- **Schwangerschaftsstreifen**
- **Fastenkuren**
- **Krampfadern**
- **Erkältungskrankheiten**

- **Schock- und Angstzustände**
- **Panik, Unruhezustände**
- **Depressive Verstimmungen**
- **Verluste**
- **Vegetative Dystonie**
- **Seelische Traumabewältigung**
- **Klimakterisches Syndrom**

Orangenblütenwasser

Sanfte Aromatherapie zum Aufsprühen

Pflanzenwässer, auch Hydrolate genannt, entstehen bei der Destillation von Duft- und Heilpflanzen und sind somit ein „Nebenprodukt" bei der Gewinnung von ätherischen Ölen. Sie enthalten Wasser und wasserlösliche Bestandteile der jeweiligen Pflanze. Orangenblütenwasser entsteht bei der Gewinnung des ätherischen Öls Neroli. Wie bereits auf Seite 35 beschrieben, werden hierfür große Mengen der Blüten des Bitterorangenbaums destilliert. Das Duftwasser riecht zart blumig und ähnelt sehr dem Duft von Neroli. Es kann gut als Ersatz für das hochpreisige Neroliöl eingesetzt werden. Aber Vorsicht, Orangenblütenwasser wird häufig verfälscht. Daher ist es sehr wichtig, ein echtes Produkt von hoher Qualität zu erwerben. Alle nachfolgenden Informationen beziehen sich ausschließlich auf das echte Orangenblütenwasser.

In der Aromatherapie wird es auch das „Erste-Hilfe-Wasser für seelische

Kurzinfo Orangenblütenwasser

Ausgangspflanze:
Bitterorange
(Citrus aurantium subsp. amara)

Herkunft:
Italien (Sizilien), Marokko, Ägypten

Herstellungsverfahren:
Nebenprodukt der Wasserdampfdestillation von Bitterorangenblüten

Duft (Herznote):
Frisch bis zart blumig, süß

Farbe: Farblos

Mischt sich gut mit: ätherischen Ölen, Hydrolaten, fetten Ölen (Schüttelemulsion)

Inhaltsstoffe: 14 % Bio-Trinkbranntwein 96 % ig) und nach Entfernung des wässrigen Anteils analysiert: 48–54 % Linaool, 19–24 % α-Terpineol, 3–5 % Methylanthranilat, 3,5–5,5 % Geraniol, 3–7 % Linalool, Oxide, 2,5–5,5 % Benzylnitrile

Haltbarkeit nach Öffnung:
1 Jahr

Qualitätsempfehlung:
Bio-Zertifikation, Demeter

Notlagen" genannt. Orangenblütenwasser eignet sich hervorragend als Beruhigungsmittel bei Unruhezuständen und vor Prüfungen. Es hat sich bewährt u. a. zur Beruhigung nach schockierenden Nachrichten (z. B. negativen Diagnosen), bei demenziell veränderten Menschen (mit Unruhezuständen) und zur seelischen Unterstützung während des Sterbeprozesses. Orangenblütenwasser kann zusammen mit den Notfalltropfen der Bachblütentherapie eingenommen werden. Beide Produkte ergänzen sich und verstärken die beruhigende Wirkung.

Orangenblütenwasser eignet sich sehr gut als Gesichtswasser. Nach dem Aufsprühen schenkt es uns innerhalb weniger Sekunden ein gutes Gefühl auf der Haut. Es pflegt, verfeinert den Teint und wirkt wohltuend bei Neigung zu Gesichtsrötungen und Couperose. Durch seine kühlende (durch Aufbewahrung im Kühlschrank wird diese noch verstärkt) und tonisierende Wirkung auf der Haut ist Orangenblütenwasser eine ideale Grundlage für viele selbst gemischte Pflegeprodukte. In wenigen Minuten lässt sich z. B. ein Hitzewallungsspray herstellen oder ein angenehm duftendes Bio-Rasierwasser für Männer. Auch zur Raumbeduftung kann Orangenblütenwasser eingesetzt werden. Entweder pur in die Schale der Duftlampe gegeben oder im Raum versprühen.

Duftwirkung psychisch:

- → Angstlösend
- → Entspannend
- → Stressreduzierend
- → Emotional ausgleichend
- → Beruhigend
- → Tröstend

Wirkung in Teil- oder Ganzkörperanwendungen:

- → Antimykotisch
- → Entzündungshemmend
- → Kühlend
- → Hautregenerierend
- → Tonisierend

Bewährte Anwendungen

- **Raumbeduftung**

- **Gesichtspflege**
- **Hitzewallungen**
- **Couperose**

- **Schock- und Angstzustände**
- **Prüfungen**
- **Lampenfieber**
- **Seelische Traumabewältigung**
- **Klimakterisches Syndrom**

- **Kulinarik**

Petit Grain Bigarade

Für Nervenbündel und Dauergestresste

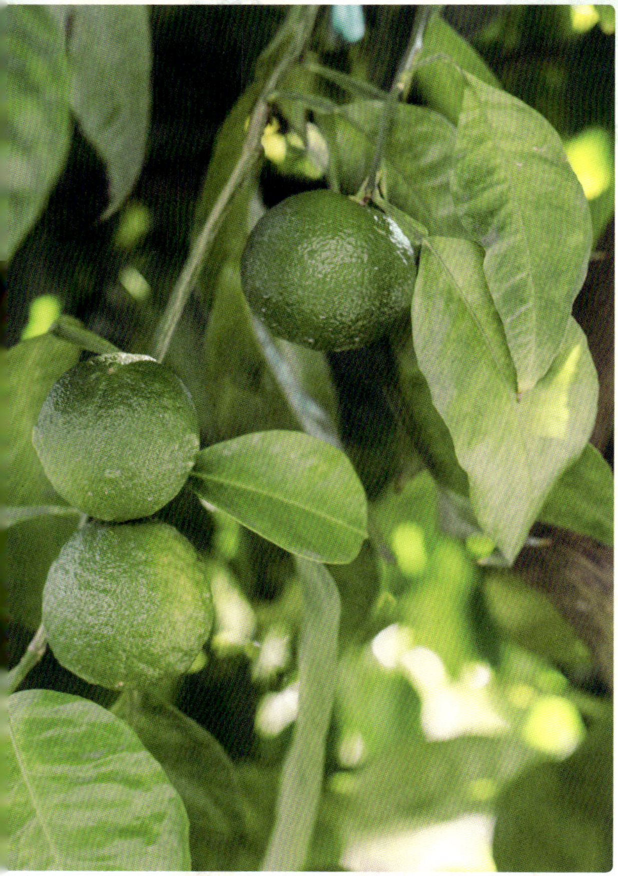

Kurzinfo Ätherisches Öl
Petit Grain Bigarade

Ausgangspflanze:
Bitterorange
(Citrus aurantium subsp. amara)

Herkunft:
Paraguay, Ägypten

Herstellungsverfahren:
Wasserdampfdestillation der Blätter und Zweige mit Fruchtansätzen; 200–300 kg / 1 kg Öl

Duft (Herz-/Kopfnote):
Herb, frisch, leicht zitronig, in Verdünnung blumig

Farbe: Blassgelb

Mischt sich gut mit: Neroli, Jasmin, Palmarosa, Zitrusölen u.v.m.

Dosierung:
Max. 5 Tr. in 50 ml Bio-Pflegeöl

Haltbarkeit nach Öffnung:
3–4 Jahre

Qualitätsempfehlung:
Bio-Zertifikation, Demeter

Petit Grain Bigarade wird aus Blättern, kleinen Zweigen und Fruchtansätzen des Bitterorangenbaums gewonnen. Petit Grain heißt auf französisch „kleines Korn". An ein kleines Korn erinnern tatsächlich die kleinen

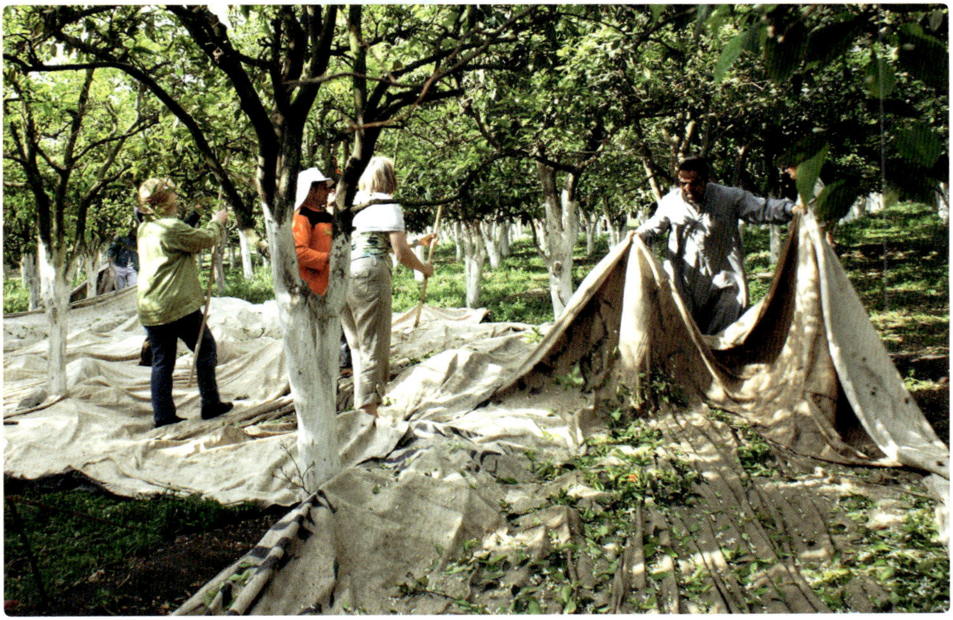

Blätter, kleine Zweige und Fruchtansätze fallen bei der Ernte der Blüten ab ◄

grünen Fruchtansätze der meisten Zitruspflanzen. Der Namenszusatz „Bigarade" leitet sich ab von dem französischen Wort „la bigarade". Es ist neben „l´orange amère" und „l´orange de Séville" die französische Bezeichnung für die Frucht des Bitterorangenbaums. Der Namenszusatz ist wichtig, da auch von anderen Zitrusarten Petit-Grain-Öle hergestellt werden, wie z. B. vom Mandarinenbaum (siehe Seite 80).

Die Gewinnung von Petit-Grain-Ölen erfolgt immer durch Wasserdampfdestillation. Petit Grain Bigarade ist das bekannteste Petit Grain unter den Zitrusölen und wird am häufigsten angeboten. Das ist verständlich, wenn man bedenkt, dass im Gegensatz zu anderen Zitrusfruchtarten die Früchte der Bitterorange weder für Saft noch für den Frischverzehr benötigt werden, sodass die Ernte der Fruchtansätze keinen wirtschaftlichen Verlust nach sich zieht. Im Gegenteil, Blätter und Fruchtansätze fallen bei der aufwendigen Ernte der Blüten zur Gewinnung von Neroliöl nebenbei zu Boden und können somit für die Destillation von Petit Grain in einem weiteren Destillationslauf verwendet werden. Petit Grain Bigarade ist ein hochwirksames ätherisches Öl, das sich vielseitig einsetzen lässt.

Ätherisches Öl

Petit Grain Bigarade ist ein sehr komplexes Vielstoffgemisch, das bis zu 400 Einzelstoffe enthält. Den größten Anteil der Inhaltsstoffe machen Ester und Monoterpenole aus, weshalb es sich um ein sehr hautfreundliches und gut verträgliches Öl sowohl für Kinder als auch für Erwachsene handelt. Petit Grain gehört zu den ätherischen Ölen mit dem höchsten Ester-Gehalt. Die für Zitrusöle interessante und ungewöhnliche inhaltsstoffliche Zusammensetzung ist der des Öls von Lavendel fein relativ ähnlich. Dies hat zur Folge, dass der Einsatzbereich – vor allem hinsichtlich der psychischen Wirkung und der Hautverträglichkeit – vergleichbar ist.

Für die Raumbeduftung kann das stark stressreduzierende, ausgleichende und mutmachende Öl gut eingesetzt werden. Der Duft wirkt besonders dann beruhigend, wenn die Stimmung im Raum gereizt und aggressiv ist. Aber auch als vergleichsweise preiswerter Ersatz von Neroli bei Unruhe und nervöser Erschöpfung eignet sich Petit Grain mit seiner wohltuend entspannenden Wirkung auf die Psyche. Das Öl ist für alle sensiblen Menschen gut geeignet, bei denen sich innere Unruhe immer gleich auf den Magen legt und die einfach nicht zur Ruhe kommen können. Auch bei Erschöpfungszuständen und Wutanfällen ist es ein wirkungsvoller Helfer. Das sowohl körperlich als auch seelisch stark entkrampfende Öl löst und lockert stressbedingte Muskelverspannungen und psychische Anspannungen (z. B. durch Ängste).

Petit-Grain-Öl kann sehr gut bei Kindern angewendet werden. Es eignet sich bei krampfartigen Hustenanfällen, z. B. bei Keuchhusten.

Für äußerliche Anwendungen wird das hautfreundliche, leicht straffende, entspannende und tonisierende Petit-Grain-Öl in Kosmetikmischungen für Gesicht und Dekolleté verwendet.

Es wirkt aufgrund seiner antibakteriellen Eigenschaften gegen entzündliche Akne und unterstützt die Behandlung von Furunkeln.

In der Frauenheilkunde wird Petit Grain bei PMS-Beschwerden, Menstruationskrämpfen und klimakterischem Syndrom verwendet. In der Geburtsheilkunde kann es bei vorzeitigen Wehen zum Einsatz kommen. Aufgrund der antimykotischen Wirkung und der hautfreundlichen Eigenschaften eignet sich das Öl in Verbindung mit Teebaum- und Palmarosaöl zur Behandlung von vaginalen Pilzerkrankungen und kann z. B. in Form von Vaginalzäpfchen gegen Candida-albicans-Mykosen eingesetzt werden.

Inhaltsstoffe Petit Grain Bigarade (ätherisches Öl)

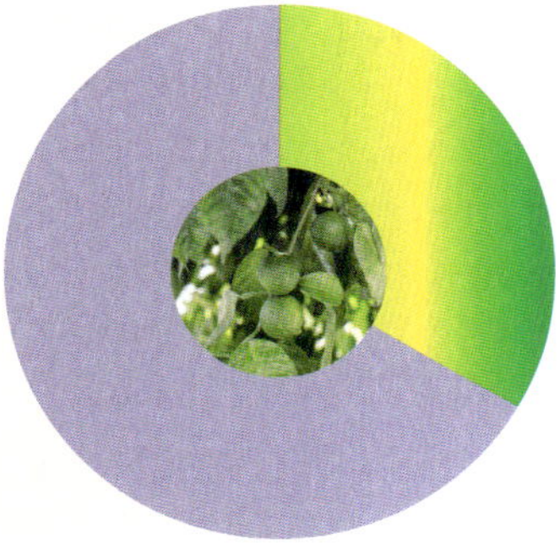

49 %–64 % Ester
(47 %–60 % Linalylacetat,
2 %–4 % Geranylacetat,
1 %–3 % Nerylacetat)

25 %–35 % Monoterpenole
(20 %–30 % Linalool, 1,5 %–3 % Geraniol)

In Spuren: Aldehyde, Sesquiterpene, Sesquiterpenole, Oxide u. v. m.

Quelle: Primavera Life

Duftwirkung psychisch:

- Stark stressreduzierend
- Angstreduzierend
- Stark sedativ
- Schlaffördernd
- Stimmungshebend
- Besänftigend, ausgleichend
- Stärkend

Wirkung in Teil- oder Ganzkörperanwendungen:

- Antibakteriell
- Antimykotisch
- Entzündungshemmend
- Hautregenerierend
- Schmerzstillend
- Muskellockernd
- Stark krampflösend
- Blutdruckregulierend
- Wundheilend
- Juckreizstillend

Bewährte Anwendungen

- **Raumbeduftung**

- **Gesichtspflege**
- **Hauterkrankungen**
- **Frauenheilkunde**
- **Wechseljahre**
- **Atemwegsinfektionen (Kinder)**

- **Vegetative Dystonie**
- **Erschöpfung, Burn-out**
- **Innere Anspannung**
- **Stressbedingte Schlaflosigkeit und Unruhe**
- **Stimmungsschwankungen, Reizbarkeit, Wutanfälle**
- **Angst und Panik**
- **Nervöses Asthma**

Der Baum,
den man nur schütteln braucht,
damit das Glück kommt.
(aus der chinesischen Provinz Kanton)

Mandarine rot

Geschichtliches, Botanik, Anbau
Die Heimat der Mandarine liegt in Südostasien. Mögliche Herkunftsländer sind Südostchina, Vietnam, Mauritius, die Philippinen und Nepal. Bereits in vorchristlichen Texten aus Südchina wird sie erwähnt. Der Name „Mandarine“ stammt von der Bezeichnung für hohe chinesische Staatsbeamte, den Mandarin. Ihnen waren lange Zeit die kleinen süßen Früchte vorbehalten.

Ihre Wertschätzung in ganz Südostasien ist noch heute daran zu erkennen, dass sie – gemeinsam mit Orangen – als Gabe für die Götter auf vielen Altären zu finden sind. Andere Quellen weisen darauf hin, dass erste Mandarinenkulturen auf der Insel Mauritius gefunden wurden. Da die Einheimischen ihre Insel „Mandara“ nennen, könnte auch hiervon der Name abgeleitet worden sein.

Interessant ist, dass der erste Botaniker, der die Mandarine in seinem Buch „Flora de Filipinas“ beschrieben hat, auf den Philippinen lebte. Es handelt sich um den spanischen Augustinermönch Francisco Manuel Blanco (1778–1845). Da er als Erster den botanischen Namen der Mandarine veröffentlicht hat, ist die Abkürzung „Blanco“ häufig im Zusammenhang mit dem botanischen Namen der Mandarine zu finden.

Der Mandarinenbaum ist ein wärmeliebender kleiner Baum oder Strauch mit dichter Krone. Er wird nur 2–8 m hoch. Einige Arten tragen kurze, spitze Dornen. Die ovalen, in beide Richtungen spitz zulaufenden Blätter sind an den Blattstielen nicht geflügelt. Der Baum trägt unzählige

Kurzinfo Botanik
Mandarine

Botanischer Name:
Citrus reticulata

Familie:
Rautengewächse

Heimat: China

Anbau: Asien, USA, alle Mittelmeerländer, u. v. m.

Nutzen:
Saftproduktion, Frischobst, Gewinnung ätherischer Öle

Anbau:
Konv. Anbau, Bioanbau, Demeter

kleine Blüten und fruchtet zur gleichen Zeit.

Die Früchte zeichnen sich aus durch dünne, netzartige Fäden, die sich um das Fruchtfleisch legen und sich gemeinsam mit der Schale ablösen lassen. Der botanische Artname „reticulata" bedeutet „mit netzartigem Muster versehen" und weist auf diese Eigenart der Früchte hin. Die meisten Mandarinen sind deutlich kleiner als Orangen und haben eine eher abgeflachte Form. Die Schale wird aufgrund von Temperatureinflüssen leuchtend orangerot. Das Fruchtfleisch schmeckt süß, würzig-aromatisch, ist saftig, und die dünne Schale lässt sich einfach entfernen.

Erst zu Beginn des 19. Jahrhunderts wurden Mandarinen in Europa angebaut. Die ersten Kulturen waren bei Parma, Nizza und Genua zu finden.

Eine systemische Zuordnung der heute im Handel zu findenden Mandarinen ist kaum möglich. Unter dem Oberbegriff Mandarine versteckt sich eine Vielzahl an Gruppen, Arten, Sorten und Hybriden. Die bekannteste Einteilung (nach Hodgson) erfolgt in fünf Gruppen:

- Allgemeine Mandarine (Citrus reticulata)
- King-Mandarine (Citrus nobilis)
- Mittelmeer-Mandarine (Citrus x deliciosa)
- Satsuma (Citrus unshiu)
- Clementine (Citrus clementina)

Die nahezu kernlose Clementine ist heute die bekannteste und weltweit am meisten verbreitete Mandarinenart, obwohl sie längst nicht so aromatisch ist wie die Mandarine selbst. Vermutlich ist sie eine Kreuzung zwischen Mandarine (Citrus reticulata) und Bitterorange (Citrus aurantium). Clementinen sind benannt nach dem Pater Pierre Clement, der in Algerien lebte und diese Hybridform als Erster entdeckte.

Das ätherische Öl der Clementine ist ähnlich einzusetzen wie das Öl von Mandarine rot. Der weiche Duft wird von Kindern gern angenommen.

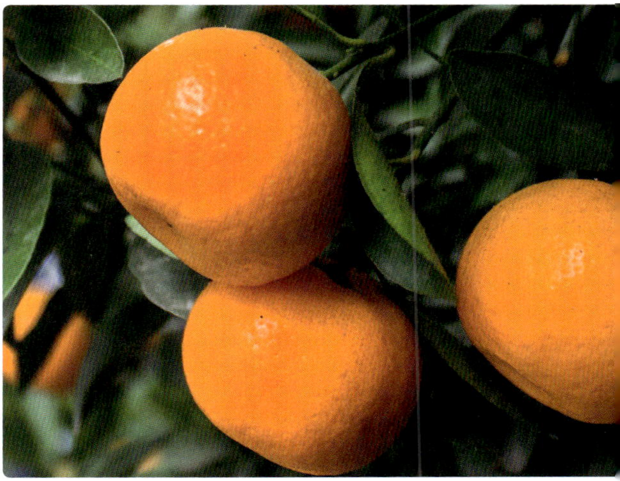

Der Duft, der Kinderherzen höher schlagen lässt

Ätherisches Öl

Mandarine rot ist wegen seines warmen, süßen und fruchtigen Dufts bei fast allen Kindern beliebt. Ein paar wenige Tropfen in der elektrischen Duftlampe, auf Duftstein oder Vlies lassen Kinder entspannt spielen, malen oder einfach nur Musik hören. Beim kleinen Zappelphilipp wirkt es gegen Unruhe.

Der weiche Duft des Öls wird geprägt von dem Inhaltsstoff Methylanthranilat. Dieser aromatische Ester nimmt Einfluss auf den Gehirnstoffwechsel und zeichnet sich durch eine ausgleichende Wirkung auf das zentrale Nervensystem aus.

Es gibt jedoch einen Umkehreffekt bei der Verwendung von Mandarinenöl. In niedriger Dosierung wirkt das Öl stark beruhigend und angstlösend, in höherer Dosierung belebend und anregend. Aus diesem Grund sollten bei Kindern immer nur 2 bis 3 Tropfen zur Raumbeduftung verwendet werden.

Mandarine rot kann wunderbar in beruhigende Massage- und Verwöhnmischungen gemischt werden. Hierfür eignet es sich in Kombination mit Lavendel fein. Kinder lieben z. B. Füßchenmassagen mit Mandarine und Benzoe Siam (siehe Seite 130).

Auch die älteren Menschen unter uns lieben sehr häufig den Duft von Mandarine rot.

Kurzinfo Ätherisches Öl Mandarine rot

Ausgangspflanze:
Mandarine
Citrus reticulata

Herkunft:
Italien (Sizilien), Brasilien

Herstellungsverfahren:
Kaltpressung der frischen ganzen Frucht; 130 kg / 1 kg Öl

Duft (Kopfnote):
Warm, süßlich, fruchtig

Farbe: Orange

Mischt sich gut mit: Benzoe, Honig, Kakao, Patchouli, Sandelholz, Tonka, Vanille

Dosierung:
Max. 10 Tr. in 50 ml Bio-Pflegeöl

Haltbarkeit nach Öffnung:
6 Monate

Qualitätsempfehlung:
Bio-Zertifikation, Demeter

Inhaltsstoffe Mandarine rot (ätherisches Öl)

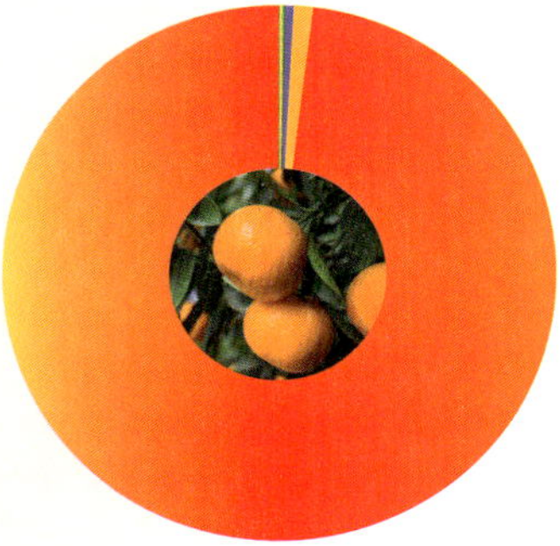

- 90 %–95 % Monoterpene (72 %–76 % d-Limonen, 16 %–18 % γ-Terpinen)
- 1 % Aldehyde (α-Sinensal)
- 0,2–0,4 % aromatische Ester (Methylanthranilat)
- 0,2 % Monoterpenole (Linalool)

In Spuren: Cumarine, Furocumarine bis 0,003 %

Quelle: Primavera Life

Mandarinenduft erinnert an Kindheitsglück rund um die Nikolaus-, Advents- und Weihnachtszeit. Diese Erinnerung bringt Leichtigkeit in manch einer schwierigen Lebensphase, die das Älterwerden so mit sich bringt. Mandarinenöl ist in Lebensmittelqualität erhältlich.

Duftwirkung psychisch:

➜ Beruhigend
➜ Entkrampfend
➜ Stresslösend
➜ Schlaffördernd
➜ Geborgenheitsfördernd

Wirkung in Teil- oder Ganzkörperanwendungen:

➜ Antiseptisch
➜ Stark krampflösend
➜ Lymphflussfördernd
➜ Durchblutungsfördernd
➜ Hautstoffwechsel anregend
➜ Immunstimulierend

Bewährte Anwendungen

- Raumbeduftung

- Lymphstau
- Cellulite
- Übelkeit

- Nervöse Erregung
- Unruhe, Stress
- Trotzphase
- Schlaflosigkeit
- Albträume bei Kindern
- Burn-out

- Kulinarik

- Haushalt

Eine Duftrarität

Mandarine grün

Mandarine grün ist eine Rarität unter den ätherischen Zitrusölen. Hochwertiges Mandarine-grün-Öl wird aus der unreifen grünschaligen Mandarine gewonnen. Das Öl kommt überwiegend aus Sizilien und Brasilien. Mandarine-grün-Öl wird insbesondere von der Parfümerieindustrie nachgefragt. Es ist nur in begrenzter Menge verfügbar und wird aus überschüssigen Fruchtansätzen gewonnen, die im Rahmen der Baumpflege entfernt werden. Für den Erzeuger sind die reifen Früchte von deutlich höherem Wert, da sie sowohl Saft als auch das viel mehr nachgefragte rote Mandarinenöl erwirtschaften. Ein großes Problem für die Anbauer in Brasilien ist die immer stärker sich verbreitende Zitruspest (Citrus Greening). Hierbei handelt es sich um ein winziges Insekt, die Asiatische Zitrus-Psyllide, die ein für Zitrusbäume gefährliches Bakterium überträgt. Im Bioanbau kann man nicht viel dagegen machen.

Für die Raumbeduftung eignet sich das grüne Öl durch seine raumluftklärende, desinfizierende und belebende Wirkung, insbesondere bei

Kurzinfo Ätherisches Öl
Mandarine grün

Ausgangspflanze:
Mandarine
Citrus reticulata

Herkunft:
Italien, Brasilien

Herstellungsverfahren:
Kaltpressung der frischen, ganzen unreifen Frucht; 130 kg / 1 kg Öl

Duft (Kopfnote):
Frisch, herb, hell, klar, spritzig

Farbe: Grün

Mischt sich gut mit: Lemongrass, Jasmin, Sandelholz

Dosierung:
Max. 10 Tr. in 50 ml
Bio-Pflegeöl

Inhaltsstoffe:
95 % Monoterpene (70 % Limonen, 19 %–20 % γ-Terpinen, 2–3 % α-Pinen); 0,5 % Aldehyde (Sinensale); 0,5 % aromatische Ester (Methylanthranilat); In Spuren: Sesquiterpene, Cumarine und Furocumarine

Haltbarkeit nach Öffnung:
6 Monate

Empfehlung Qualität:
Bio-Zertifikation, Demeter

stehender, stickiger Luft. Der Duft ist längst nicht so warm wie bei Mandarine rot. Er lässt sich eher als herb und besonders frisch bezeichnen. Deshalb ist es auch kein typisches Kinderöl, sondern eher für Erwachsene geeignet. Das Öl eignet sich besonders gut für die Psyche. Es wirkt stark aufhellend und anregend. Im Vergleich zum weichen, herzöffnenden Duft von Mandarine rot wirkt Mandarine grün ein wenig mehr psychisch klärend und fokussierend. Es kann überall dort eingesetzt werden, wo geistige Klarheit und Struktur gefragt sind. Mit Limette und Bergamotte zählt Mandarine grün zu den „grünen Zitrusschalenölen" und kann ersatzweise für beide verwendet werden. Die Inhaltsstoffe von Mandarine grün und Mandarine rot sind sich so ähnlich, dass wir an dieser Stelle auf das Diagramm von Mandarine rot verweisen. Eine Liste der Inhaltsstoffe finden Sie auf der linken Seite im Kasten. Der γ-Terpinen- und α-Pinen-Gehalt liegt etwas höher als bei Mandarine rot, der Limonenanteil dafür etwas niedriger.

Duftwirkung psychisch:

➜ Aufmunternd
➜ Belebend
➜ Aufhellend
➜ Entkrampfend

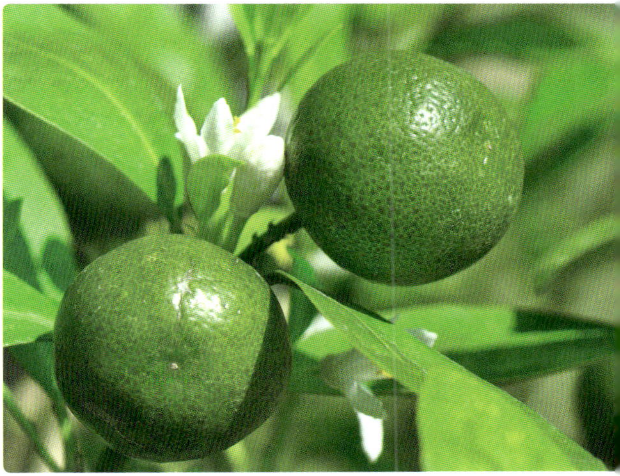

Wirkung in Teil- oder Ganzkörperanwendungen:

➜ Antiseptisch
➜ Muskelentspannend
➜ Lymphflussfördernd
➜ Hauttonisierend

Bewährte Anwendungen

- Raumbeduftung

- Lymphstau
- Cellulite
- Massageöl

- Depressive Verstimmung
- Niedergeschlagenheit
- Müdigkeit
- Trübsal

Petit Grain Mandarinier

Aus den Zweigen, duftenden Blättern, Fruchtansätzen und Blüten des Mandarinenbaums wird ein ganz besonderes Petit-Grain-Öl hergestellt.

Das Öl wird jedoch nur selten und in geringen Mengen produziert, da Mandarinenbäume vorrangig angebaut werden, um Früchte für den Verzehr zu erzeugen. Eine starke Entastung würde sie schwächen.

Der Duft des Öls erinnert deutlich an Mandarine, ist etwas herb und gleichzeitig leicht blumig.

In der Raumluft wirkt er klärend, anregend und belebend, aber auch entspannend, je nachdem, welche Öle man noch hinzufügt.

Aufgrund seiner Eigenschaften ist es für Aromatherapeuten das wertvollste Öl unter den Petit-Grain-Ölen. Es weist eine sehr interessante Komposition an Inhaltsstoffen auf und unterscheidet sich stark von Petit Grain Bigarade.

Die Hauptkomponente ist mit etwa 50 % ein aromatischer Ester. Dieser Inhaltsstoff wirkt in hohem Maße stressreduzierend und ausgleichend. Kein anderes ätherisches Öl weist einen vergleichbar hohen Anteil an diesem aromatischen Ester auf.

Kurzinfo Ätherisches Öl Petit Grain Mandarinier

Ausgangspflanze:
Mandarine
Citrus reticulata

Herkunft:
Frankreich, Italien (Sizilien), Spanien

Herstellungsverfahren:
Wasserdampfdestillation der Blätter, Zweige, Fruchtansätze und Blüten; 200 kg / 1 kg Öl

Duft (Herznote):
Leicht blumig, frisch, herb

Farbe: Farblos

Mischt sich gut mit: Lemongrass, Petit Grain, Jasmin, Sandelholz

Dosierung:
Max. 10 Tr. in 50 ml Bio-Pflegeöl

Haltbarkeit nach Öffnung:
2–3 Jahre

Qualitätsempfehlung:
Bio-Zertifikation, Demeter

Aus diesem Grund wird das Öl bei Unruhezuständen und Burn-out-Syndrom eingesetzt und dient in der Psycho-Aromatherapie als Stimmungsaufheller. Der ebenfalls hohe Monoterpenanteil führt zu einer ge-

Inhaltsstoffe Petit Grain Mandarinier (ätherisches Öl)

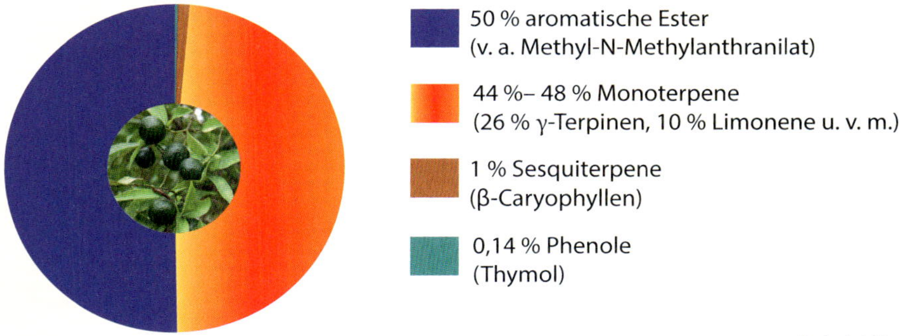

Quelle: Jophiel

gensätzlichen Wirkung: Er regt eher an und hebt die Stimmung. Petit Grain Mandarinier hat somit insgesamt eine sehr ausgleichende Wirkung auf unsere Psyche. Das Öl ist hautfreundlich und kann in Körperpflege- und Massageölmischungen sowie für Gesichtspflegeprodukte verwendet werden. Insbesondere in Verbindung mit Aprikosenkernöl wird müde Haut belebt und vor Feuchtigkeitsverlust geschützt.

Duftwirkung psychisch:

- ➜ Entspannend
- ➜ Beruhigend
- ➜ Ausgleichend
- ➜ Aufhellend
- ➜ Stabilisierend
- ➜ Herzstärkend (zusammen mit Melisse)

Wirkung in Teil- oder Ganzkörperanwendungen:

- ➜ Bindegewebsstärkend
- ➜ Stark entkrampfend, v. a. bei stressbedingten Muskelverspannungen
- ➜ Belebend
- ➜ Leicht hauttonisierend

Bewährte Anwendungen

- **Raumbeduftung**
- **Gesichtspflege**
- **Massageöl**
- **Stress**
- **Burn-out**
- **Unruhe**
- **ADHS**
- **Depressive Verstimmung**

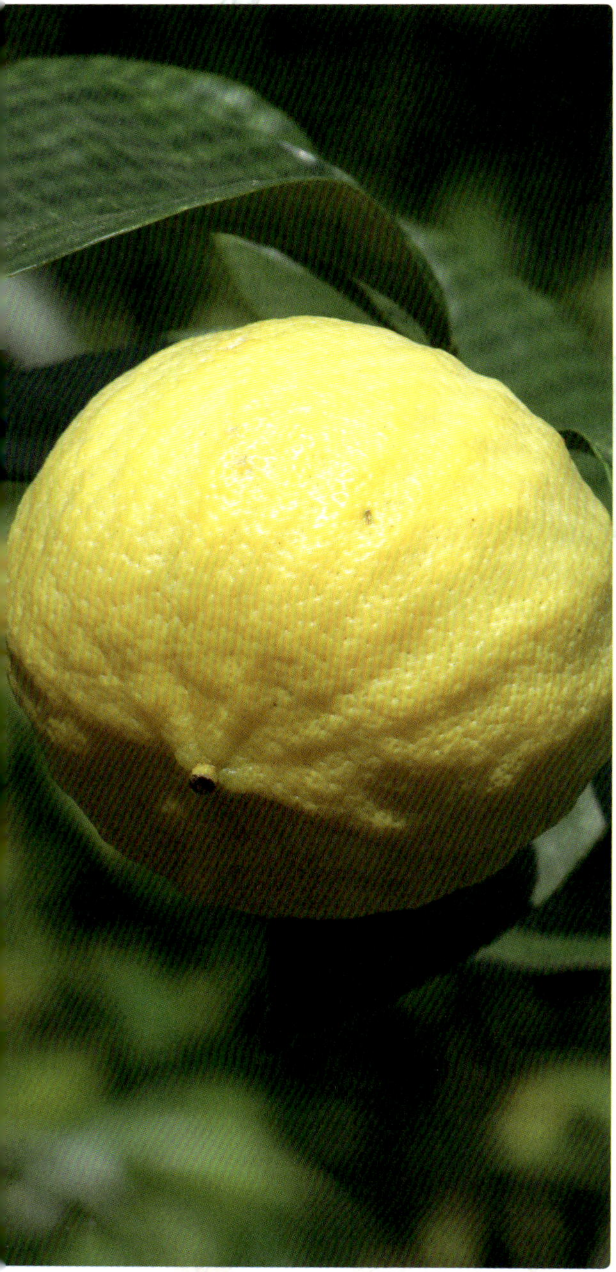

*„Ich habe einen Duft gefunden,
der mich an einen italienischen
Frühlingsmorgen erinnert,
an Bergnarzissen, Orangenblüten
kurz nach dem Regen.
Er erfrischt mich,
stärkt meine Sinne und Fantasie"*

Giovanni Maria Farina

Bergamotte

Geschichtliches, Botanik, Anbau

Im 17. Jahrhundert tauchte eine neue Zitrusart in Süditalien (Kalabrien) auf: die Bergamotte (ital. Bergamotto). Woher der Name stammt, kann nicht eindeutig nachgewiesen werden. Man vermutet, er ist abgeleitet vom Namen einer türkischen Birnensorte, die in Italien bekannt war, da die Bergamotte eine birnenähnliche Form hat.

Ursprünglich kam auch diese Zitrusfrucht aus Asien (Westindien). In Südkalabrien fand sie eine neue Heimat. Der tonhaltige Boden und das Klima im küstennahen Hinterland des Stiefels von Italien waren ideale Voraussetzungen für die Bergamottebäume.

90 % der Weltproduktion dieser wertvollen Zitrusfrucht stammt heute aus der Region zwischen Villa San Giovanni und Siderno. In der Stadt

Kurzinfo Botanik Bergamotte

Botanischer Name:
Citrus bergamia

Familie:
Rautengewächse

Heimat: Asien

Anbau: Italien (Kalabrien)

Nutzen:
Saftproduktion, Gewinnung ätherischer Öle

Anbau:
Konv. Anbau, Bioanbau, Demeter

Reggio Calabria gibt es sogar ein kleines Bergamotte-Museum, welches sich ausschließlich der Geschichte dieser Frucht und der Gewinnung seines ätherischen Öls widmet.

Die Bergamotte ist ein kleiner, nur ca. 5 m hoher immergrüner Baum mit dunkelgrünen, aromatisch duftenden Blättern und kleinen, weißen, intensiv süßlich duftenden Blüten. Die birnen- bis kugelförmigen, dickschaligen Früchte sind im reifen Zustand gelbgrün. Der kälteempfindliche Baum blüht nur im Frühjahr. Die Ernte findet zwischen November und Februar/März statt.

Zunächst wurde angenommen, dass es sich bei dieser Zitrusart um eine Mutante der Bitterorange handelte. Heute weiß man aufgrund genetischer Untersuchungen, dass sie eine Kreuzung zwischen der Zitronat-Zitrone und der Bitterorange ist.

Das saure und bitterschmeckende Fruchtfleisch der Bergamotte ist zum frischen Verzehr nicht geeignet, weshalb die Frucht bei uns in Nordeuropa auch kaum erhältlich ist. In Kalabrien wird sie zu Süßspeisen, wie z. B. Konfitüren und kandierte Schalenstücke, weiterverarbeitet. Auch für einige alkoholische Liköre wird sie verwendet. Der Saft kann ähnlich dem Limettensaft eingesetzt werden. Hauptsächlich wird die Frucht jedoch zur Gewinnung der enthaltenen ätherischen Öle verwendet. Der Duft- und Aromastoff ist in der Parfüm- und Kosmetikindustrie sehr begehrt.

Bergamotteöl wird aus den Schalen der unreifen, grünen Früchte gewonnen. Aufgrund seines beliebten Dufts, des hohen Handelswertes und seiner smaragdgrünen Farbe wird es auch das „grüne Gold Kalabriens" genannt.

Es ist nicht einfach, eine kontinuierlich hohe Qualität des Öls zu erzeugen. Bereits 1840 wurde zur Steigerung der Qualität die sogenannte „Macchina Calabrese" entwickelt.

Die Pressvorrichtung löste das aufwendige Auspressen von Hand ab.

Heute wird Bergamotteöl meistens durch das Sfumatrice-Verfahren (siehe Seite 141) gewonnen. Für höchste Qualität des Öls werden alle Pressungen einer Ernteperiode zusammengefügt, sodass Schwankungen der einzelnen Pressungen ausgeglichen werden können.

Bergamotteöl – ein wichtiger Bestandteil von „Eau de Cologne"

Bergamotteöl wurde schon vor 300 Jahren produziert und gehandelt. Es war Bestandteil von diversen Wunderwässern (lat. Aqua mirabilis), die gegen Hals- und Kopfschmerzen helfen sollten.

1704 kreierte der italienischstämmige Parfümeur Johann Maria Farina die Rezeptur für ein berühmtes Duftwasser mit Bergamotteöl als wichtigstem Bestandteil. Er benannte es nach der Stadt, in der er lebte: Kölnisch Wasser – „Eau de Cologne". Statt der bisher bekannten schweren Düfte mit Moschus und Rosenöl war nun ein leichtes Erfrischungswasser erhältlich, das bald reißenden Absatz fand. Das Duftwasser aus ätherischen Zitrusölen und Alkohol diente zunächst vor allem der Reinigung und der Desinfektion, da im 18. Jahrhundert die Körperwäsche eher selten war.

Allein Napoleon Bonaparte (1769–1821) soll 30 Flaschen pro Monat gekauft haben. Es heißt, er habe es viel auf Reisen und vor öffentlichen Reden genutzt. Vielleicht konnte er mit einem ordentlichen Schwung Eau de Cologne seiner Nervosität entgegenwirken.

Earl Grey – wie es zum Lieblingsgetränk der Briten kam

Mit naturreinem Bergamotteöl wird seit dem 19. Jahrhundert schwarzer Tee aromatisiert. Die berühmte Earl-Grey-Mischung gehört zu den beliebtesten aromatisierten Schwarztees der Welt. Es gibt viele Geschichten wie es zu dieser Teemischung kam. Nachzulesen sind sie u. a. im Teemuseum des ostfriesischen Städtchens Norden.

Alles begann mit dem britischen Premierminister Charles Grey, 2. Earl Grey (1764–1845), nach dem der Tee benannt ist. Schon zu seiner Zeit war Tee sehr beliebt und wurde bereits in großen Mengen aus China importiert. Das Monopol für den Teehandel lag bis 1833 bei der „Britischen Ostindien-Kompanie", einer mächtigen Handelsgesellschaft. Während seiner Regierungszeit (1830–1834) hob der nach Reformen strebende Charles Grey das Teehandelsmonopol auf. Nun durfte jede Handelsgesellschaft Tee importieren. Dadurch nahm der

Welthandel mit Tee ordentlich an Fahrt auf und der Konkurrenzdruck, vor allem aus Amerika, stieg. Sechs bis neun Monate dauerte damals die lange Seereise nach Europa. Kein Wunder, dass Qualität und Aroma der empfindlichen Teeblätter darunter litten. Eine Überlieferung berichtet von einem Sturm auf hoher See, der ein Schiff, das Tee und Fässer mit Bergamotteöl geladen hatte, derart zum Schwanken brachte, dass die Fässer ausliefen und die Teeblätter mit dem Öl getränkt wurden. In England, fand die durch Zufall entstandene aromatisierte Mischung bei Charles Grey großen Zuspruch. Eine andere Version besagt, dass chinesische Teehändler bereits vor der Verschiffung die Ware kräftig mit Bergamotteöl beträufelten, um von dem Moder-, Teer- und Fischgeruch abzulenken, der im Hafen und auf den Schiffen vorherrschte.

Laut Website von Howick Hall, dem Landsitz der Greys, hört sich die Geschichte folgendermaßen an: Der Tee wurde damals speziell für Charles Grey von einem chinesischen Mandarin mit Bergamotteöl aromatisiert, um den Geschmack des kalkhaltigen Brunnenwassers auf dem Familiensitz des Earls zu überdecken. Durch seine tatkräftige Frau wurde die nun als wohlschmeckend empfundene Teemischung bald auch in London bekannt und erfreute sich reger Nachfrage. Auf Anfrage der Familie Grey hin brachte die Teefirma Twinings mit Sitz in London die Teemischung 1831 in den Handel und nannte sie „Earl Grey".

Der Earl-Grey-Tee der Firma Twinings enthält heute noch 3 % Bergamotte-Aroma. Der Name der Mischung wurde damals jedoch nicht patentiert, sodass jeder Anbieter seinen aromatisierten Tee nach dem Earl benennen darf. Besucher können den Sitz der Earls Grey, Howick Hall in Northumberland, England, besichtigen und dort im „The Earl Grey Teahouse" den feinen Bergamotte-Tee in historischer Umgebung genießen.

Howick Hall, Northumberland, England ▼

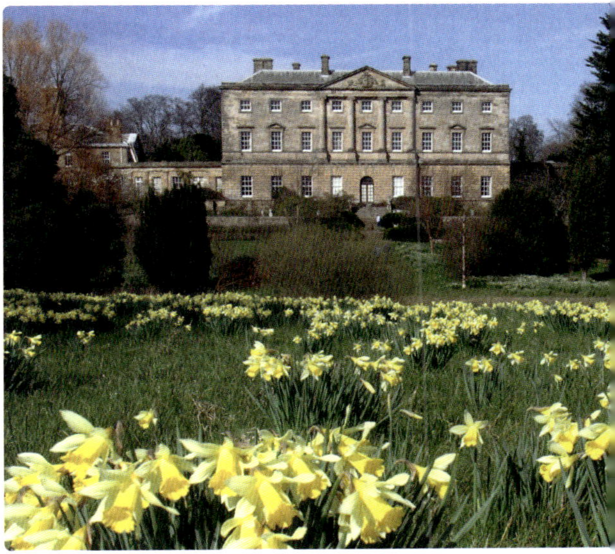

Sonnige Zuversicht und Lichtbringer

Ätherisches Öl

Bergamotteöl ist eines der wichtigsten ätherischen Öle in der Psycho-Aromatherapie. Es erhöht die Ausschüttung von körpereigenen Botenstoffen und hat eine stark antidepressive Wirkung. Die inhaltsstoffliche Zusammensetzung hat Ähnlichkeit mit der des Lavendelöls. Es handelt sich v. a. um die Kombination von Linalylacetat (Ester) und Linalool (Monoterpenol). Im Bergamottöl können bis zu 175 Inhaltsstoffe nachgewiesen werden. Der typische Duft kommt – wie bei fast allen Zitrusdüften – von Inhaltsstoffen, die nur in Spuren zu finden sind. Eingesetzt zur Raumbeduftung hebt es deutlich die Stimmung in der dunklen Jahreszeit und bringt Licht in unser Gemüt. Es verbessert die Raumluft und reduziert Keime. Auf die Psyche wirkt es stark angstlösend, beruhigend und entspannend. Gleichzeitig hat es eine erfrischende Komponente.

Bergamotte gehört zu den hautfreundlichen Ölen unter den Zitrusölen. Es wirkt hautregenerierend und juckreizstillend und kann in Körper- und Massageölmischungen sowie als Einzelöl in Bademischungen verwendet werden. Bei chronischen Blasenentzündungen (gerade in Kombination mit seelischer Anspannung) und Harnwegsinfektionen hat sich das Öl bewährt. Hautprobleme, wie z. B. Akne und Herpes, lassen sich mit Bergamotteöl gut behandeln.

Kurzinfo Ätherisches Öl Bergamotte

Ausgangspflanze:
Bergamotte
Citrus bergamia

Herkunft:
Italien (Kalabrien)

Herstellungsverfahren:
Kaltpressung der Schalen;
250 kg / 1 kg Öl

Duft (Kopfnote):
Frisch, fruchtig, zitronig

Farbe: Grün

Mischt sich gut mit: Blüten-, Zitrus- und Holzdüften, Extrakten, Angelikawurzel, Lavendel

Dosierung:
Max. 5 Tr. in 50 ml
Bio-Pflegeöl

Haltbarkeit nach Öffnung:
1 Jahr

Qualitätsempfehlung:
Bio-Zertifikation, Demeter

Inhaltsstoffe Bergamotte (ätherisches Öl)

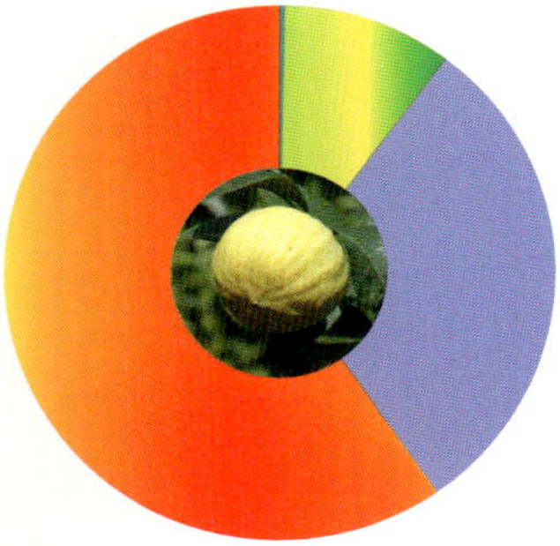

55 %–60 % Monoterpene (35 %–42 % d-Limonen, 4 %–7 % β-Pinen, 6 %–10 % γ-Terpinen)

30 %–35 % Ester (26 %–30 % Linalylacetat)

10 %–15 % Monoterpenole (7 %–12 % Linalool)

0,5 % Aldehyde (Neral und Geranial)

Cumarine und Furocumarine (0,1 %–0,3 % Bergapten, Bergamotten)

Quelle: Primavera Life

In der Aromatherapie wird meistens mit 100 % kaltgepresstem Öl gearbeitet, das nicht furocumarinarm ist.

Duftwirkung psychisch:

➜ Antidepressiv
➜ Aufhellend
➜ Angstlindernd
➜ Nervensystem regulierend
➜ Entspannend
➜ Leicht anregend

Wirkung in Teil- oder Ganzkörperanwendungen:

➜ Antiseptisch
➜ Antibakteriell
➜ Antiviral
➜ Antimykotisch
➜ Desodorierend
➜ Entkrampfend
⚠ Fototoxisch, siehe Seite 149

Bewährte Anwendungen

- Raumbeduftung

- Hautprobleme (Akne, Ekzeme, Psoriasis, Juckreiz, Furunkel)
- Fieber
- Gürtelrose, Windpocken
- Verdauungsbeschwerden
- Bauchkrämpfe
- Asthma
- Harnwegsinfekte
- Muskelverspannungen
- Vaginalpilzinfektionen

- Depressive Verstimmung
- Stimmungsschwankungen
- Angst, Schock
- Winterblues

- Kulinarik

Zitrone

Kurzinfo Botanik Zitrone

Botanischer Name: *Citrus limon*

Familie: Rautengewächse

Heimat: Asien

Anbau: Italien, USA u. v. m.

Nutzen: Saftproduktion, Frischobst, Pharmazie- und Kosmetikerzeugnisse, Gewinnung ätherischer Öle, Zitronensamenöl

Anbau: Konv. Anbau, Bioanbau, Demeter

Geschichtliches, Botanik, Anbau

In der Antike war zunächst ausschließlich die Zitronat-Zitrone (Citrus medica) bekannt. Sie wird auf siehe Seite 149 näher beschrieben.

Der Zitrone, wie wir sie heute kennen, ist eine Kreuzung zwischen der Zitronat-Zitrone und der Bitterorange. Sie stammt wohl aus Regionen im Nordosten Indiens, aus Pakistan und Südwestchina. Über die Handelswege der Perser und Araber und durch die Kreuzfahrer gelangte sie im 10. /11. Jahrhundert nach Europa und wurde im Mittelmeerraum heimisch. Ab dieser Zeit wurden Zitronen insbesondere auf Sizilien, aber auch in vielen weiteren Regionen in Griechenland, Italien, Spanien und Frankreich kultiviert.

Die Blütenknospen von Zitronen sind purpurrot. Die Blüten sind schneeweiß ▼

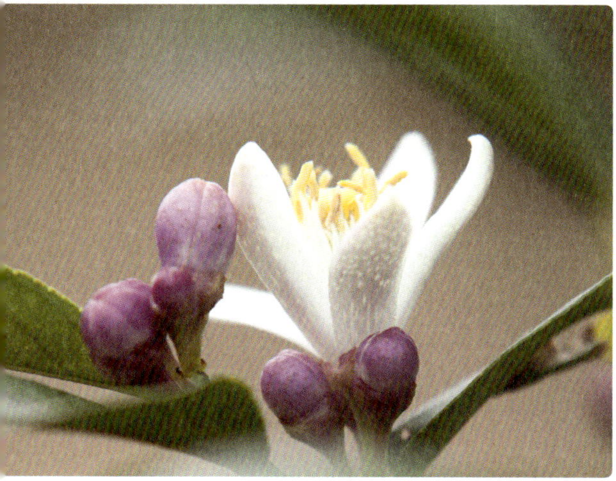

Mitte des 18. Jahrhunderts machte James Cook (1728–1779) auf einer seiner Seefahrten eine wichtige Entdeckung: Zitronen-, Orangensaft und Sauerkraut halfen gegen die Vitaminmangelkrankheit Skorbut, an der jahrhundertelang unzählige Seeleute gestorben waren. Nun konnte diesem Elend ein Ende gesetzt werden. Man führte die heilende Wirkung auf die Säure zurück, da Vitamin C damals noch nicht bekannt war. Erst als die

Zitronen, die meist aus Sizilien kamen, durch ähnlich schmeckende, aber viel günstigere Limetten aus der Karibik ersetzt wurden, stellte sich heraus, dass die erfolgreiche Eindämmung der Krankheit nicht an der Säure liegen konnte. Limetten enthalten weniger Vitamin C als Zitronen (vor allem nach längerer Lagerung), was sich auf sehr langen Schiffsreisen bemerkbar machte. Von nun an wurden entlang der westafrikanischen Küste Zitronenbäume angepflanzt, damit überall, wo die Schiffe anlegten, den Seeleuten Zitronen zur Verfügung standen. Die Afrikaner nannten die englischen Seeleute daher „limeys“ oder „limonadiers“.

Erst 1932 sollte die Rolle von Vitamin C im menschlichen Körper entdeckt werden. Heute weiß man, dass Ascorbinsäure (Vitamin C) an vielen Stoffwechselprozessen in unserem Körper beteiligt ist. Es schützt u. a. die Zellen, fängt Sauerstoffradikale ab und hilft, pflanzliches Eisen aufzunehmen.

Lange Zeit wurden Zitronen als „Limonen“ (engl. lemon) bezeichnet. Das Wort leitet sich ab vom Arabischen „laimūn“. Die Bezeichnung „Limon“ ist nach wie vor Teil des botanischen Namens der Zitrone. Der Begriff „Limonade“ weist noch auf das alte Wort hin.

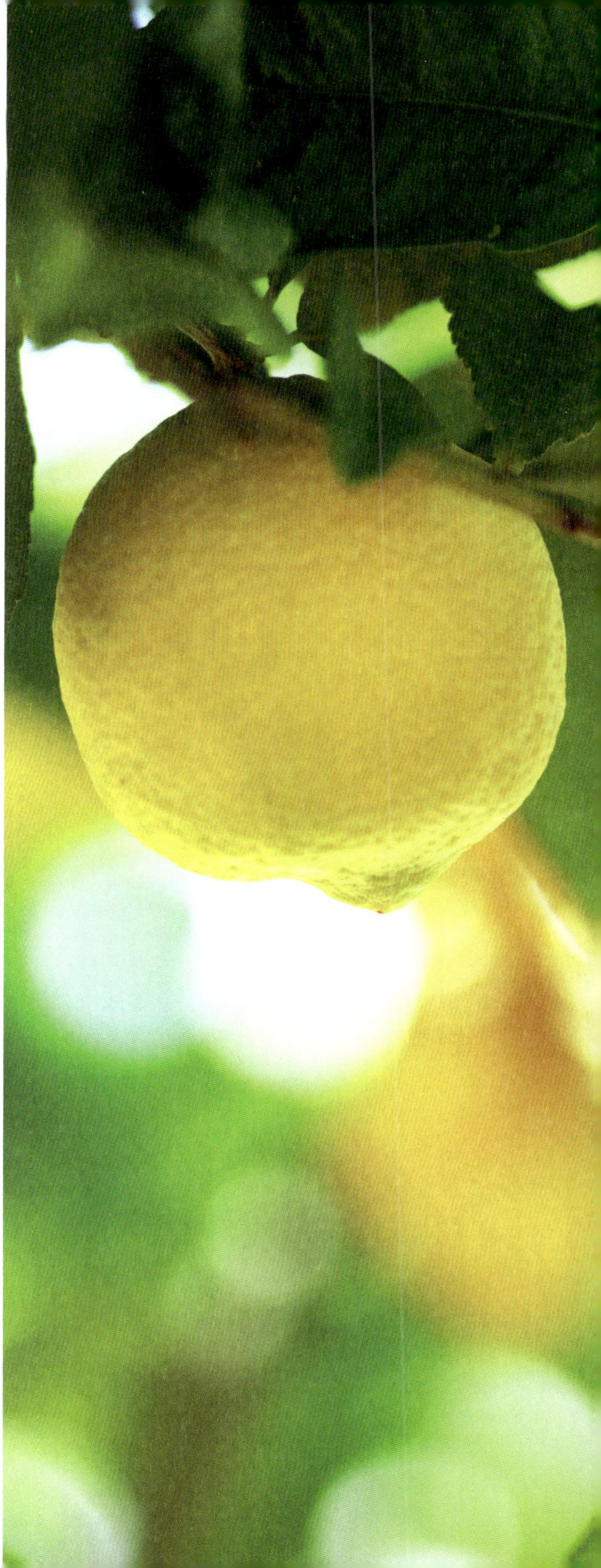

Erst ab Mitte des 18. Jahrhunderts bürgerte sich im Deutschen das Wort Zitrone ein.

In Deutschland wurden Zitronenbäume erstmalig in Breslau kultiviert (1541). Im 18. und 19. Jahrhundert gehörten sie zu den wichtigsten Topfpflanzenkulturen in den Orangerien.

Der Zitronenbaum ist ein weitverzweigter kleiner Baum oder Strauch, der 3–6 m hoch wird. Er hat kräftige Dornen, hellgrüne Blätter und rötlich gefärbte Blütenknospen. Die Bäume blühen und reifen ganzjährig – je nach Sorte.

Die Früchte sind eiförmig und das Fruchtfleisch schmeckt sehr sauer, da die Frucht keinen Fruchtzucker ausbildet. Am besten gedeihen Zitronenbäume in wind- und frostgeschützten Gegenden mit warmen und durchlässigen Böden.

Die Gelbfärbung der Zitrone setzt erst bei Temperaturen von weniger als 15 °C ein. Deshalb bleiben die Früchte im Sommer grün.

Da die Früchte nicht zum Verzehr geeignet sind, spricht man bei der Zitrone eher von einer Speisewürze statt von einer essbaren Frucht. Zitronen sind von großem gesundheitlichem Wert, der weit über die Versorgung mit Vitamin C hinausgeht.

Reifende Zitronen am Baum, Sizilien ▼

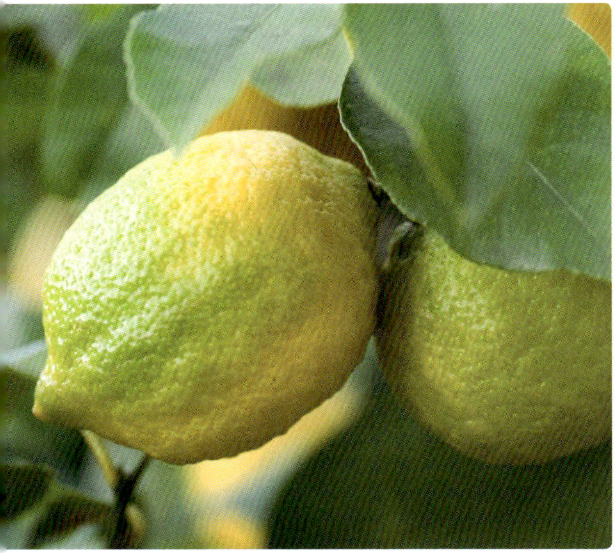

Francesco Salamita (siehe Seite 149) ist ein wahrer Kenner der Zitronenbäume Siziliens. Seine Hingabe zu diesen Pflanzen drückt er wie folgt aus:

„Bei uns in Sizilien produziert der Zitronenbaum das ganze Jahr über Früchte. Je nach Sorte blühen und fruchten die Bäume. Im Herbst beginnt die Sorte ‚Primofiore' mit ihrer grünen Schalenfarbe zu reifen, im Winter die ‚Limoni' mit ihrer gelben Farbe, im Frühjahr die ‚Bianchetti' mit hellgelber, fast weißer Farbe und im Sommer die ‚Verdelli' mit grüner Farbe.

Zitronen sind Medizin und ein echtes Geschenk der Natur. Ein Zitronenbaum sollte im Garten nicht fehlen, entweder gepflanzt oder im Topf."

Menton – Stadt im Zitronenfieber

Menton ist eine kleine Stadt an der Côte d´Azur östlich von Nizza. Sie liegt zwischen Meer und Gebirge in ganz besonders geschützter Lage. Nach Korsika hat Menton die wärmsten Winter in Südfrankreich. Das führte dazu, dass bis in die Dreißigerjahre Menton das Hauptanbaugebiet von Zitronenbäumen in Europa war. Bis heute wachsen rund um Menton ungefähr 5000 Zitronenbäume. In den verschiedenen botanischen Gärten der Stadt findet man alte und neue Sorten und Arten von Zitruspflanzen.

Jedes Jahr wird hier an der Riviera traditionell von Ende Februar bis Anfang März das berühmte Zitronenfest gefeiert. Es ist eine Art Karneval, bei dem riesige Zitronen- und Orangenskulpturen aus Tonnen von Früchten auf Festwagen durch die Straßen gezogen werden.

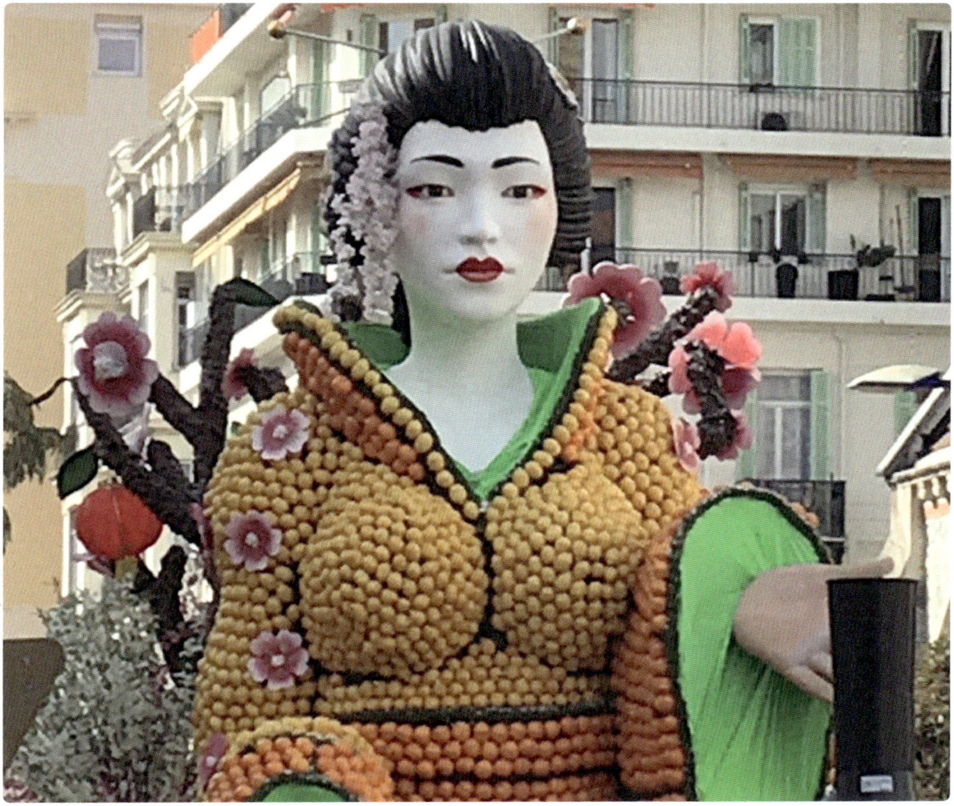

Zitronenfest in Menton ◄

Eine Energiedusche, die Frische ins Leben bringt

Ätherisches Öl

Zitrone ist ein sehr beliebtes ätherisches Öl, das vielseitig eingesetzt werden kann. Der im Vergleich zu allen anderen Zitrusölen höhere Aldehydanteil unterstützt die stark keimtötende Wirkung. Dies kann man sich z. B. in Hygiene- und Reinigungsmitteln sowie zur Beduftung von Schutzmasken zunutze machen.

Zitronenöl ist besonders gut geeignet zur Geruchsbindung und Raumluftklärung. Der Duft regt an und fördert die Konzentration. Deshalb ist das Öl in vielen Mischungen zur Steigerung von Lernbereitschaft und Konzentrationsfähigkeit enthalten. Zitronenduft ist bei Kindern unter 12 Jahren nicht sehr beliebt. Deshalb mischen wir das Öl zur Lernunterstützung bei Kindern mit Grapefruit und Orange.

Unter Berücksichtigung der fototoxischen Wirkung im Zusammenhang mit UV-Licht lässt sich frisches Zitronenöl sehr gut in Mischungen mit Pflegeölen auf der Haut verwenden. Das Öl gilt als antiviral und antiseptisch. Es hat eine entstauende Wirkung auf Venen und Lymphgefäße und zeigt entzündungshemmende sowie fiebersenkende Wirkung.

Aufgrund der vielen Inhaltsstoffe und seines frischen Dufts ist Zitronenöl vielseitig einsetzbar und wird allgemein sehr geschätzt.

Kurzinfo Ätherisches Öl Zitrone

Ausgangspflanze:
Zitrone
Citrus limon

Herkunft:
Italien (Sizilien), Argentinien

Herstellungsverfahren:
Kaltpressung der Schalen;
200 kg / 1 kg Öl

Duft (Kopfnote):
Frisch, fruchtig, herb

Farbe: Gelblich

Mischt sich gut mit:
Zypresse, Wacholder, Lavendel, Thymian, Lemongrass u. v. m.

Dosierung:
Max. 10 Tr. in 50 ml Bio-Pflegeöl

Haltbarkeit nach Öffnung:
6 Monate

Qualitätsempfehlung:
Bio-Zertifikation, Demeter

Inhaltsstoffe Zitrone (ätherisches Öl)

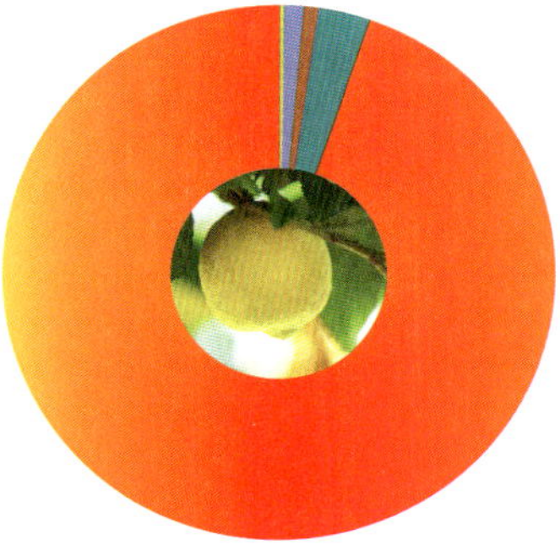

95 % Monoterpene (65 %–75 % d-Limonen, 14 %–21 % α+ β-Pinen, 8 % γ-Terpinen)

1,5 %–3 % Monoterpenaldehyde (Neral, Geranial)

1 % Sesquiterpene (β-Bisabolen)

1 % Ester

0,2 % Monoterpenole (Linalool)

0,1 % Cumarine, Furocumarine

Quelle: Primavera Life

Duftwirkung psychisch:

- ➔ Stark konzentrationsfördernd
- ➔ Stimmungsaufhellend
- ➔ Aktivierend
- ➔ Das logische Denken anregend
- ➔ Angstlösend

Wirkung in Teil- oder Ganzkörperanwendungen:

- ➔ Antiseptisch
- ➔ Antibakteriell
- ➔ Antiviral
- ➔ Antimykotisch
- ➔ Entzündungshemmend
- ➔ Desodorierend
- ➔ Fiebersenkend
- ➔ Immunstärkend
- ➔ Bindegewebsstärkend
- ➔ Lymphflussanregend
- ➔ Tonisierend
- ⚠ Fotosensibilisierend

Bewährte Anwendungen

- Raumbeduftung

- Fieber
- Erkältungskrankheiten
- Übelkeit
- Haarshampoo (fettiges Haar)
- Gesichtsbehandlung (Akne, fettige u. entzündliche Haut)
- Fußpflege (bei Hornhaut)
- Deos

- Konzentrationsschwäche
- Antriebsschwäche
- Verwirrung

- Kulinarik

- Haushalt

Yuzu-Zitrone

Geschichtliches, Botanik, Anbau

In Japan ist die Yuzu-Zitrone die beliebteste Zitrusfrucht. Der Baum ist in vielen Privatgärten Japans zu finden. Ursprünglich kommt der Yuzu-Baum aus dem Jangtse-Tal in Ostchina. Bereits seit 1300 Jahren ist er in Japan beheimatet. Die vitaminreiche Frucht wird in Japan vielseitig eingesetzt. Sie wird u. a. für kulinarische Rezepte, Drinks und japanische Baderituale verwendet.

Das Hauptanbaugebiet der Yuzubäume liegt auf der Insel Shikoku in der Präfektur (Verwaltungsbezirk) Kochi. Kochi zeichnet sich durch eine wunderschöne Landschaft aus, die von Bergen, Flüssen und weiten Stränden am Pazifik geprägt ist.

Die duftende, schneeweiße Blüte der Yuzu-Zitrone ▼

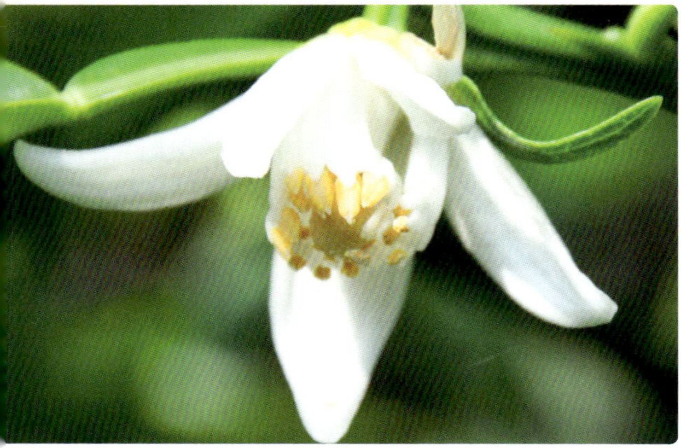

Kurzinfo Botanik
Yuzu-Zitrone (Yuzu-Orange)

Botanischer Name:
Citrus junos

Familie:
Rautengewächse

Heimat: Ostchina, Japan

Anbau: Japan

Nutzen:
Saftproduktion, Frischobst, Kosmetik, Gewinnung ätherischer Öle

Anbau:
Konv. Anbau

Yuzus sind in den ländlich geprägten Obstplantagen in den bergigen Regionen im kühleren Landesinneren zu finden. In dem von dichten Wäldern und hoher Luftfeuchtigkeit geprägten Gebiet haben die Bäume optimale Wachstumsbedingungen. In den Sechzigerjahren entschied sich die Region, auf die bis dahin vorherrschende Holzindustrie zu verzichten und den Yuzu-Pflanzen Anbau zu intensivieren.

Die Yuzu-Zitrone ist eine Kreuzung zwischen Ichang Papete und der Mandarine (Citrus reticulata). Der langsam wachsende, immergrüne kleine

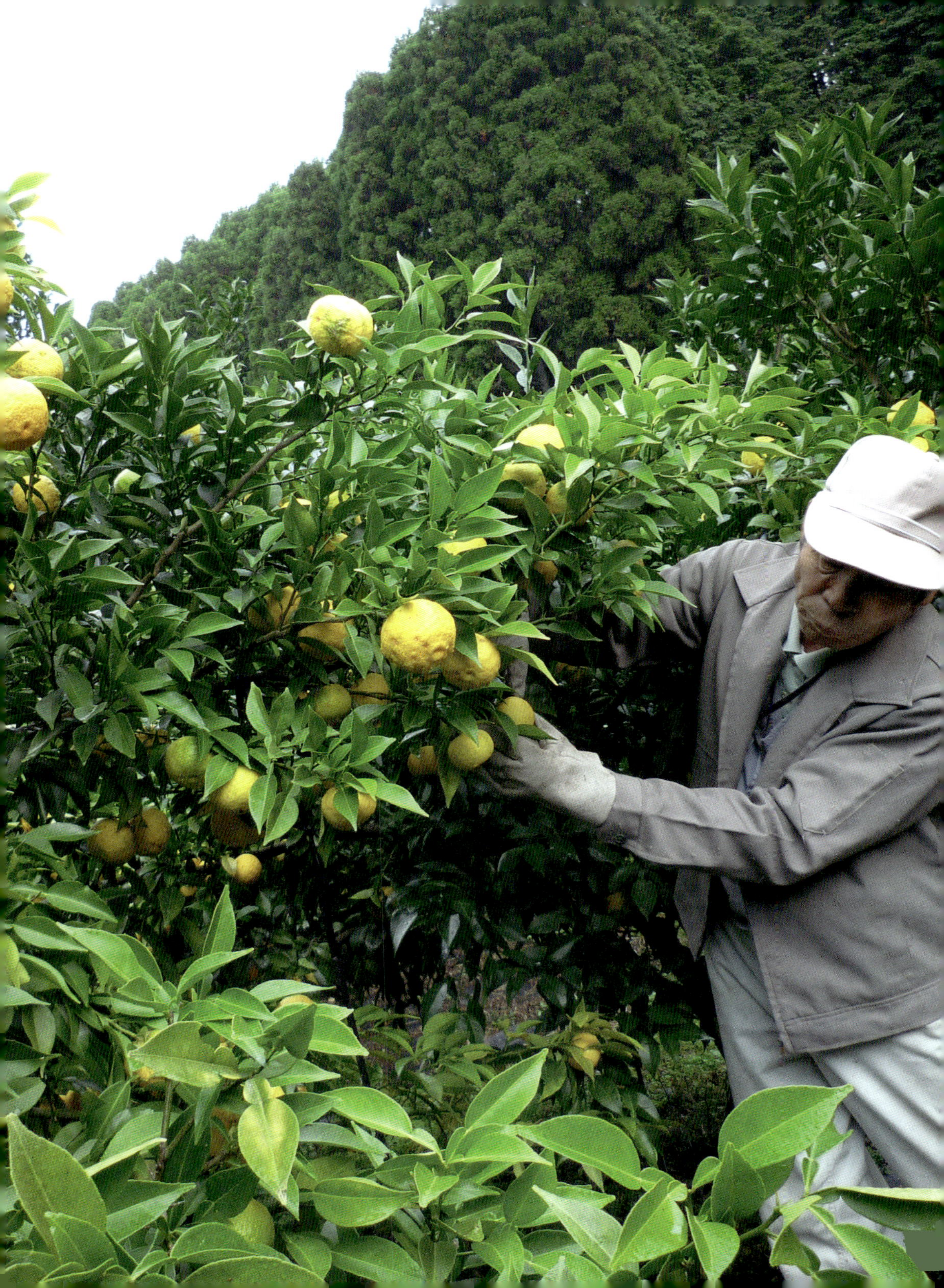

Baum wird nur 3 m hoch. Der Baum trägt an den Zweigen ca. 3 cm lange Dornen. Seine lanzettlichen Blätter sind an den Blattstielen deutlich geflügelt, woran man den Yuzu-Baum sehr gut erkennen kann. Die Blüten duften intensiv. Yuzu-Bäume benötigen bis zu 18 Jahre, bis sie das erste Mal Früchte tragen. Diese werden von Ende Oktober bis Ende Dezember in verschiedenen Reifegraden geerntet. Die Ernte findet grundsätzlich von Hand statt, um die Bäume nicht zu verletzen. Da in den Blattachsen Dornen sitzen, tragen die Japaner für die Ernte dicke Lederhandschuhe. Es wird sowohl die grüne als auch die gelbe Yuzu verwendet. Die grüne Frucht nennt man in Japan „Aoyuzu", „blaue Yuzu". Die frischen Früchte sind ca. drei Wochen haltbar.

Ein Yuzu-Bad zur Wintersonnenwende ist in Japan Tradition ▼

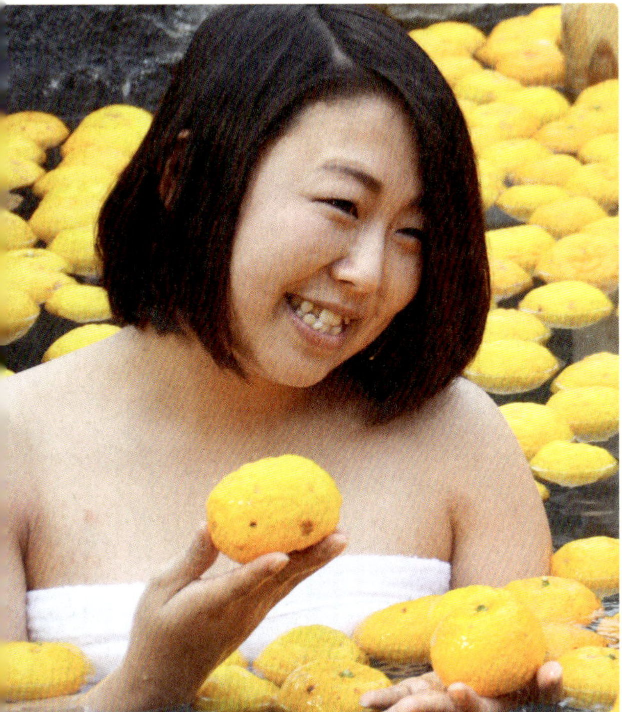

Die essbaren Früchte sehen nicht aus wie Zitronen, sondern eher wie kleine Orangen. Sie enthalten sehr viele Kerne. Die Früchte lassen sich leicht schälen und schmecken sehr aromatisch. Das intensive Aroma ist eher sauer mit einem Süßton, der an eine Mischung von Mandarine und Limette erinnert. Der Vitamin-C-Gehalt ist deutlich höher als bei Zitronen.

In Japan und Korea stellt man eine Würzpaste namens „Yuzukosho" her, die die geriebene Schale der Yuzu, Chilipfeffer und Salz enthält und viele Speisen veredelt. Yuzu wird nie mit Zitrone gemischt, damit das Aroma erhalten beibt. Es gibt außerdem Yuzu-Sirup, Yuzu-Marmelade, Yuzu-Pulver, Yuzu-Essig, kandierte Yuzu und die eingelegte Frucht in Honig. Aperitifs und Cocktails werden gern mit Yuzu-Schalen oder Yuzu-Saft zubereitet.

In Japan schützt man sich im Winter vor Erkältungskrankheiten und stärkt die Gesundheit, indem man ein Yuzu-Bad nimmt.

Besonders zur Wintersonnenwende wird in Thermalbädern oder öffentlichen Badehäusern vielerorts in Hunderten von Yuzus gebadet. Nach Europa werden jährlich nur wenige Tonnen Yuzus exportiert. Deshalb sind sie bei uns nur selten erhältlich. Spitzenköche schätzen jedoch das intensive, komplexe und ungewöhnliche Aroma der Yuzu und sind gerne bereit, den hohen Stückpreis zu bezahlen (ca. 7 €).

Sowohl Yuzu-Produkte aus Japan, wie zum Beispiel das ätherische Öl und Sirups, sowie frostverträgliche Yuzu-Pflanzen für den Garten sind seit ein paar Jahren auch bei uns erhältlich.

Unter zitrusbegeisterten Gärtnern wird die Yuzu-Pflanze auch bei uns zunehmend nachgefragt. Sie ist eine Rarität unter den Zitruspflanzen.

Der große Vorteil der Yuzu-Pflanze ist ihre Frostverträglichkeit. Bis zu –8 °C kann der kleine Yuzu-Baum problemlos vertragen, sodass er auch nördlich der Alpen in Weinbaugebieten ausgepflanzt werden kann.

Die Frostverträglichkeit ist auf ein Elternteil der Hybride zurückzuführen. Es handelt sich um die frosthärteste immergrüne Zitrusart Ichang Papeta (Citrus ichangensis). Aus diesem Grund ist sie auch züchterisch von Interesse.

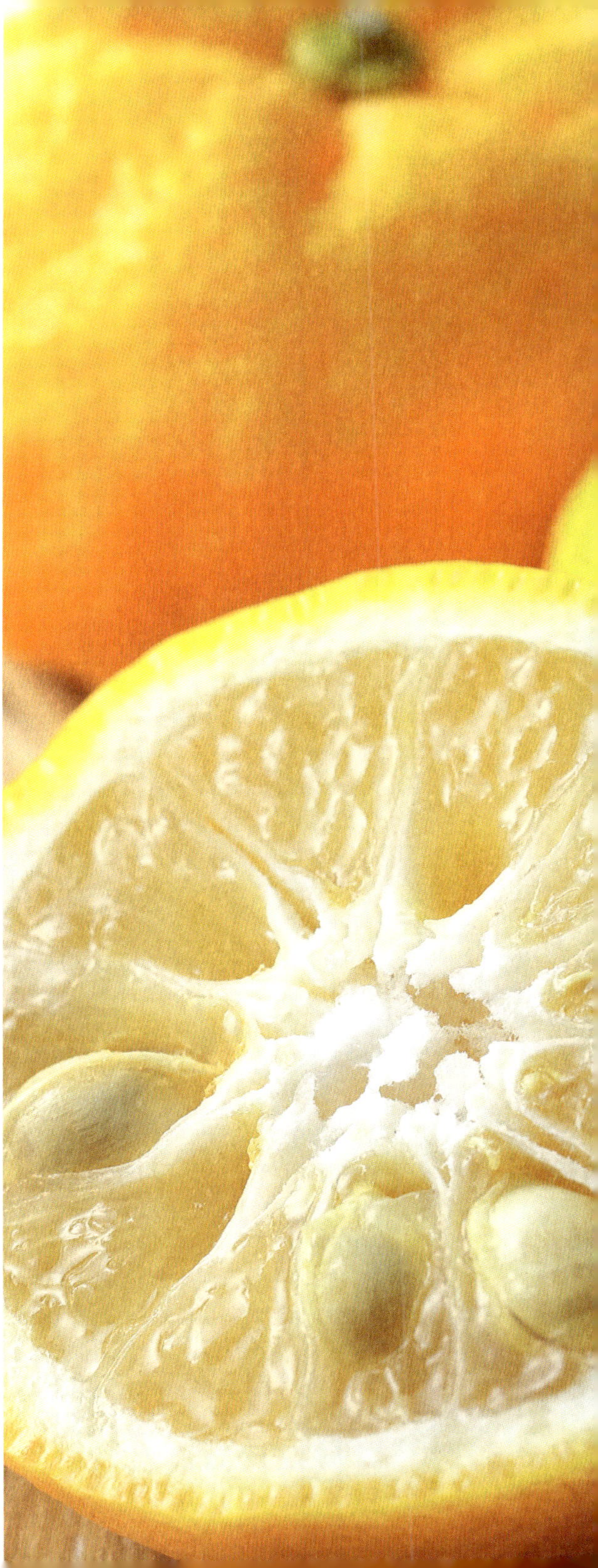

Ein Duft wie eine Komposition

Ätherisches Öl

Das uns bekannte Yuzuöl stammt aus der Präfektur Himeji. In einer traumhaft schönen Landschaft am Fuße der Seppiko Mountains werden Yuzu-Bäume in kleinen Obstgärten nach alter japanischer Tradition liebevoll kultiviert. Yuzu ist eine Duftrarität, die nur in kleinen Mengen verfügbar ist. Die Duftnuancen reichen von spritzig-frisch bis zart-blumig und sorgen im Nu für gute Laune. Für alle Fans von Zitrusdüften ist es eine wahre Bereicherung. In Japan gilt das Öl als „Glücklichmacher". Laut einer 2017 in Japan durchgeführten Studie hat Yuzuöl bei prämenstruellen Gefühlsschwankungen dieselben psychoneurophysiologischen Effekte wie Lavendelöl. Es wirkt beruhigend, entspannend, angstlösend und stimmungshebend.

Yuzuöl enthält keine Furocumarine und ist deshalb im Rahmen der angegebenen Haltbarkeit und bei richtiger Dosierung gut hautverträglich.

In Bade- und Hautpflegemischungen wirkt das Öl belebend und tonisierend. Es regt die Durchblutung und den Stoffwechsel an. Ein japanisches Baderitual zur Immunstärkung lässt sich mit 5–7 Tropfen Yuzuöl auf 2–3 Esslöffel Meersalz in der Badewanne nachempfinden. Es lohnt sich, mit dem Öl als Raumduft, als Parfüm, in Hautpflegeprodukten und beim Kochen zu experimentieren.

Kurzinfo Ätherisches Öl Yuzu-Zitrone

Ausgangspflanze:
Yuzu-Zitrone (Yuzu-Orange)
Citrus junos

Herkunft:
Japan

Herstellungsverfahren:
Kaltpressung der frischen Schalen; 250 kg / 1 kg Öl

Duft (Kopfnote):
Leicht floral, bitter-süß, frisch, fruchtig, herb

Farbe: Hellgrün

Mischt sich gut mit:
Petit Grain Bigarade, Sandelholz, Benzoe Siam, Kakao, Lariciokiefer, Zirbelkiefer u. v. m.

Dosierung:
Max. 10 Tr. in 50 ml Bio-Pflegeöl, 5 Tr. in 2 EL Meersalz

Haltbarkeit nach Öffnung:
6–8 Monate

Inhaltsstoffe Yuzu-Zitrone (ätherisches Öl)

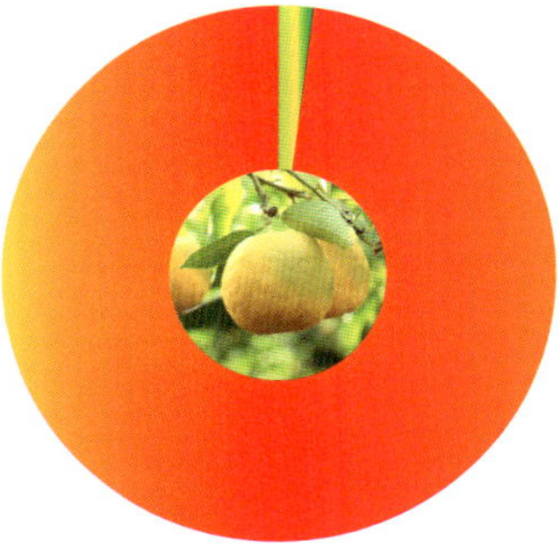

90 % Monoterpene
(75 %–80 % d-Limonen, ca. 10 % γ-Terpinen, 2,5 %–3 % β- Phellandrene, ca. 2 % Myrcen, 1,5 % α-Pinen, in Spuren β-Pinen)

2 % Monoterpenole
(ca. 1,5 % Linalool, in Spuren Terpinen-4-ol)

In Spuren: Phenole (Thymol), Sesquiterpene (Germacrene)

Quelle: Primavera Life

Duftwirkung psychisch:

➜ Antidepressiv
➜ Stimmungsaufhellend
➜ Angstlösend
➜ Beruhigend
➜ Stressreduzierend
➜ Ausgleichend
➜ Ganzheitlich entspannend
➜ Vitalisierend

Wirkung in Teil- oder Ganzkörperanwendungen:

➜ Antiseptisch
➜ Antibakteriell
➜ Antiviral
➜ Entzündungshemmend
➜ Desodorierend
➜ Hautstoffwechselanregend
➜ Hautglättend
➜ Lymphflussfördernd
➜ Durchblutungsfördernd
➜ Immunstärkend
➜ Krampflösend
➜ Verdauungsfördernd

Bewährte Anwendungen

- **Raumbeduftung**
- **Hautprobleme (Akne, fettige Haut)**
- **Prämenstruelles Syndrom**
- **Erschöpfung**
- **Stimmungsschwankungen**
- **Stress**
- **Schlechte Laune**
- **Depressive Verstimmung**
- **Antriebslosigkeit**
- **Kulinarik**

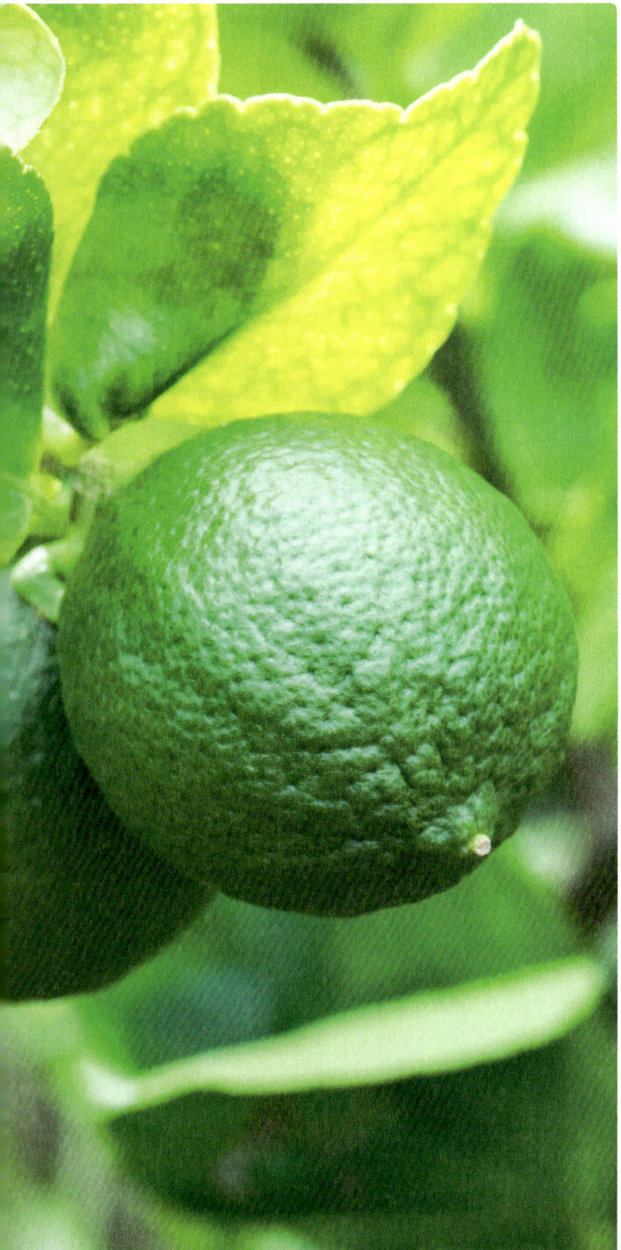

Limette

Geschichtliches, Botanik, Anbau

Limetten gehören zu den wärmeliebenden Zitrusarten. Sie sind in tropischen und subtropischen Regionen zu Hause. Wahrscheinlich kommt die Limette aus Malaysia oder Indonesien, daher nennt man sie auch „Zitrone der Tropen".

In der arabischen Kultur sind Limetten schon lange bekannt. Wie viele andere Zitrusfrüchte kam wohl auch die Limette mit arabischen Händlern über Persien langsam nach Europa. Im Mittelmeerraum wird sie heute v. a. in Israel, Ägypten und Marokko kultiviert.

Unterschieden wird in süße Limetten und saure Limetten. Die süße Limette hat entweder kaum oder nur ganz wenig Säure.

Zu den wirklich sauren Limetten gehört die etwas kleinfruchtigere Echte Limette (Citrus aurantiifolia) und die Tahiti-Limette (Citrus latifolia). Beide Arten haben Früchte mit grüner, glatter, ledriger Schale und saftreichem, sehr saurem Fruchtfleisch.

Der botanische Name ist bei der Erkennung einer Limette wichtig. Im Fall der Echten Limette weist er auf die Ähnlichkeit der Blätter mit denen

Kurzinfo Botanik
Echte Limette

Botanischer Name:
Citrus aurantiifolia

Familie:
Rautengewächse

Heimat: Südostasien

Anbau: Israel, Ägypten, Marokko, Brasilien, Mexiko

Nutzen:
Saftproduktion, Gewinnung ätherischer Öle

Anbau:
Konv. Anbau, Bioanbau

des Bitterorangebaums hin (aurantiifolia). Wenn wir im Folgenden von Limette sprechen, meinen wir immer die Echte Limette (Citrus aurantiifolia). Sie hat in fast jedem Land einen anderen Namen. Im englischen wird sie „Key Lime“ oder „Swingle Lime“ genannt. Häufig wird sie auch als „Mexikanische Limette“ bezeichnet.

Die Limette ist ein kleiner kompakter Baum, der nur ca. 3 m hoch wird. Seine Zweige sind dünn und haben viele Dornen. Die Blätter sind oval bis lanzettlich und mattgrün. Die kleinen, rundlichen Früchte zeigen einen Nippel. Sie sind nicht nur sauer, sondern auch sehr aromatisch.

Der Saft findet Verwendung für lime-juice, lime-squash, Likör, Marmelade, Süßspeisen und Gebäck. So richtig berühmt geworden ist die Limette durch den erfrischenden, süß-sauren brasilianischen Cocktail „Caipirinha“. Ein wunderbares Erfrischungsgetränk, mit oder ohne Alkohol, ist der Drink „Hugo“, der durch Zugabe von Limette besonders gut schmeckt.

Caipirinha wird eisgekühlt getrunken ▼

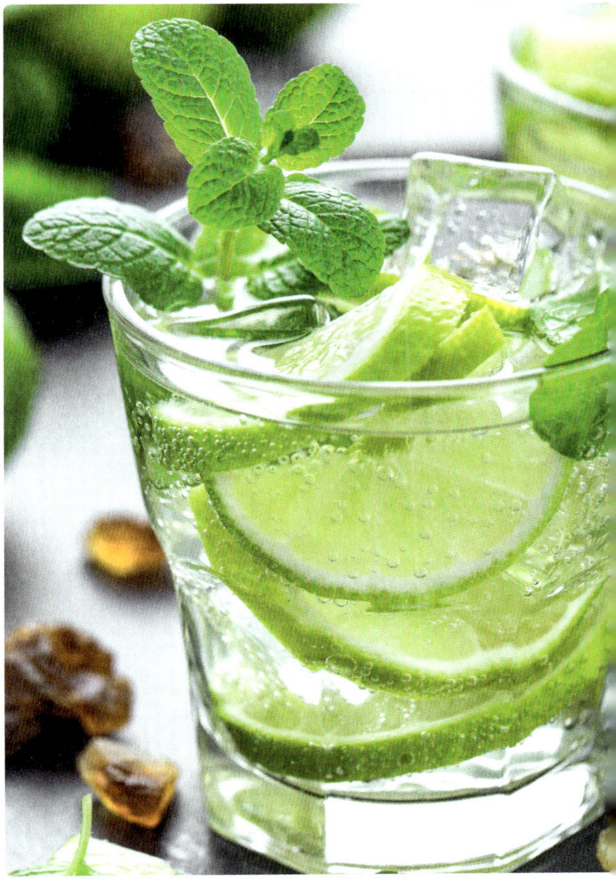

Sprizig, sauer, tropisch und ein Hauch von Exotik

Ätherisches Öl

Kaltgepresstes Limettenöl ist die grüne, spritzige Schwester der Zitrone. Der Duft ist jedoch etwas herber und peppiger. Die in Spuren enthaltenen Inhaltsstoffe 1-Methyl-1,3-hexadien und aliphatische Aldehyde, die bei der Analyse des Öls kaum identifiziert werden können, tragen zu dem einzigartig spritzigen Duft bei. Der exotische Touch des Öls lässt sich wunderbar zur Raumbeduftung, in Parfüms, und – unter Berücksichtigung der unten beschriebenen Wirkung von Furocumarin (Fototoxizität) – in erfrischenden Rasierwässern verwenden.

Im Hinblick auf die psychische Wirkung ist gerade dieser hohe Anteil an Furocumarin der „Lichtbringer" unter den Inhaltsstoffen. Limettenöl beinhaltet neben naturreinem Bergamotteöl den höchsten Furocumarinanteil unter den Zitrusölen. Furocumarine wirken stark stimmungshebend und erheitern die von Dunkelheit getrübte Seele. Aus diesem Grund lässt sich Limette auch gut gegen Winterdepressionen einsetzen.

Kurzinfo Ätherisches Öl Limette

Ausgangspflanze:
Echte Limette, Limone
Citrus aurantiifolia

Herkunft:
Mexiko, Brasilien

Herstellungsverfahren:
Kaltpressung der Fruchtschalen; 60–80 kg / 1 kg Öl

Duft (Kopfnote):
Spritzig, fruchtig, frisch, peppig

Farbe: Gelbgrün

Mischt sich gut mit: Sandelholz, Patchouli, Ylang Ylang, Jasmin, Tuberose, Zitrus- u. Baumdüften

Dosierung:
1 Tr. in 50 ml Bio-Pflegeöl
5 Tr. in 50 ml (ohne Einwirkung von Sonnenlicht für ca. 2 Std.)

Haltbarkeit nach Öffnung:
6–8 Monate

Qualitätsempfehlung:
Bio-Zertifikation

Die körperlichen Wirkungen des Limettenöls sind vergleichbar mit denen des Zitronenöls. In Sportlerölen und Saunaaufgüssen wird das Öl sehr geschätzt. Die enthaltenen Furocumarine können jedoch schlimme

Inhaltsstoffe Limette (ätherisches Öl)

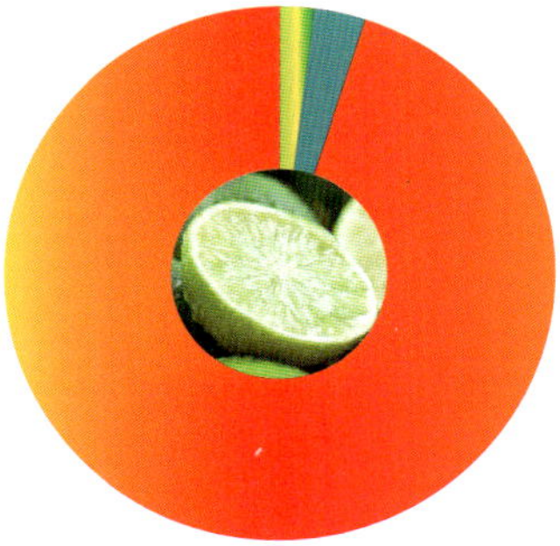

- 90 % Monoterpene (55 %–62 % d-Limonen, 9 %–15 % β-Pinen, 10 %–15 % γ-Terpinen, 2 %–4 % α-Pinen)
- 2 %–3 % Aldehyde (Neral, Geranial)
- 1 %–2 % Monoterpenole (Geraniol)

Furocumarine
(0,2 % Bergapten, Citropten)

Quelle: Primavera Life

Dermatosen verursachen. Deshalb muß Limette äußerst vorsichtig und gering dosiert werden, vor allem dann, wenn die Haut direkt nach der Anwendung der Sonne ausgesetzt wird. Limette ist appetitanregend und stoffwechselfördernd. Sie eignet sich besonders gut zur Aromatisierung von Speisen und Getränken.

Duftwirkung psychisch:

➜ Aufmunternd
➜ Aufheiternd
➜ Konzentrationsfördernd
➜ Anregend, belebend
➜ Stärkend

Wirkung in Teil- oder Ganzkörperanwendungen:

➜ Antiseptisch
➜ Entzündungshemmend
➜ Durchblutungsfördernd
➜ Straffend
➜ Krampflösend
⚠ Fototoxisch, siehe Seite 46

Bewährte Anwendungen

- **Raumbeduftung**

- **Cellulite**
- **Schwere Beine**
- **Erkältungskrankheiten**
- **Fieber**
- **Übelkeit**

- **Stress**
- **Schlechte Laune**
- **Stimmungsschwankungen**
- **Antriebsschwäche**
- **Konzentrationsprobleme**

- **Kulinarik**

Grapefruit

Geschichtliches, Botanik, Anbau
Der Grapefruitbaum wurde erstmals auf der Insel Barbados entdeckt, eine Insel nördlich von Venezuela in der Karibik. Hier vermutet man auch seine Entstehung. Er ist eine natürliche Kreuzung zwischen der Pampelmuse (Citrus maxima) und der süßen Orange (Citrus sinensis).

Nachdem sich zeigte, dass eine generative Vermehrung möglich war, wurde die Grapefruit 1830 von dem schottischen Arzt, Botaniker und Karibikkenner James Macfayden (1799–1850) als eine eigene botanische Art beschrieben.

Am Baum gereifte Bio-Grapefruits sind erfrischend und schmecken sehr aromatisch
▼

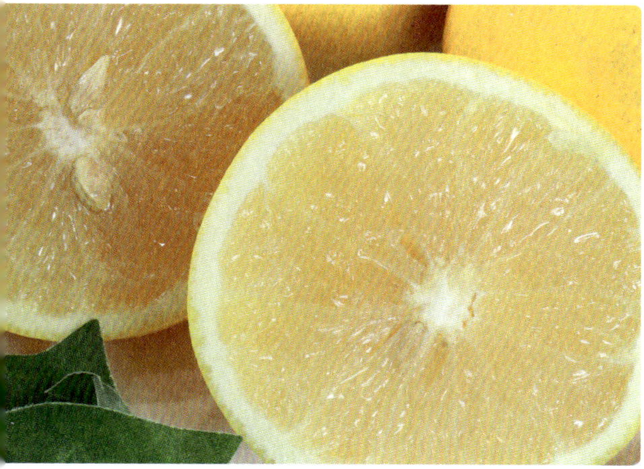

Kurzinfo Botanik
Grapefruit, Paradiesapfel

Botanischer Name:
Citrus paradisi

Familie:
Rautengewächse

Heimat: Östliche Karibik

Anbau: China, Mexiko, USA u. v. m.

Nutzen:
Saft- und Frischobstproduktion, Pharmazie- und Kosmetikerzeugnisse, ätherische Öle u. v. m.

Anbau:
Konv. Anbau, Bioanbau

Der Artname „paradisi" weist auf die aus europäischer Sicht „paradiesische Herkunft" der Frucht hin. Im 19. Jahrhundert wurde der Grapefruitbaum im Süden der USA (Florida) vermehrt kultiviert. Hunderte von Sorten sind seither gezüchtet worden, mit und ohne Kerne, Gelb-, Rosa- und Rotfleischige.

Grapefruits werden in vielen tropischen und subtropischen Regionen angebaut. Die wichtigsten Anbauländer sind China, Vietnam, Mexiko und Südafrika. Lieferanten für den europäischen Markt sind u. a. die Türkei und Israel.

Den Namen Grapefruit hat die Pflanze wahrscheinlich von ihren traubenförmig angeordneten Früchten am Baum – ähnlich der Weintrauben, so wie es auf dem Bild rechts gut erkennbar ist. Grapefruits werden mancherorts umgangssprachlich „Pampelmusen“ genannt, was zu einer Namensverwirrung führen kann.

Der wärmeliebende Grapefruitbaum hat eine stattliche Größe von bis zu 15 m. Seine Blüten sind weiß und angenehm duftend. Dornen sind bei den gängigen Sorten nur selten zu finden. Die dunkelgrünen Blätter sind zum Blattstiel hin leicht geflügelt. Seine Früchte entwickelt der Baum erst nach ca. sieben Jahren. Im ausgewachsenen Zustand trägt er bis zu 700 Grapefruits im Jahr.

Die Frucht ist sehr saftig und schmeckt bitter. Der bittere Geschmack ist auf den hohen Gehalt des Polyphenols Naringin zurückzuführen. Dieses Glykosid hat sowohl antioxidative als auch lipidsenkende Wirkung und beeinflusst positiv unsere Verdauungs- und Leberaktivität. Vitamin C und Folsäure ergänzen den gesundheitlichen Wert der Frucht. Das ätherische Öl der Grapefruit aus konventionellem Anbau ist unter den Zitrusölen am stärksten mit Spritzmitteln belastet und sollte daher für alle Anwendungen in Bio-Qualität sein.

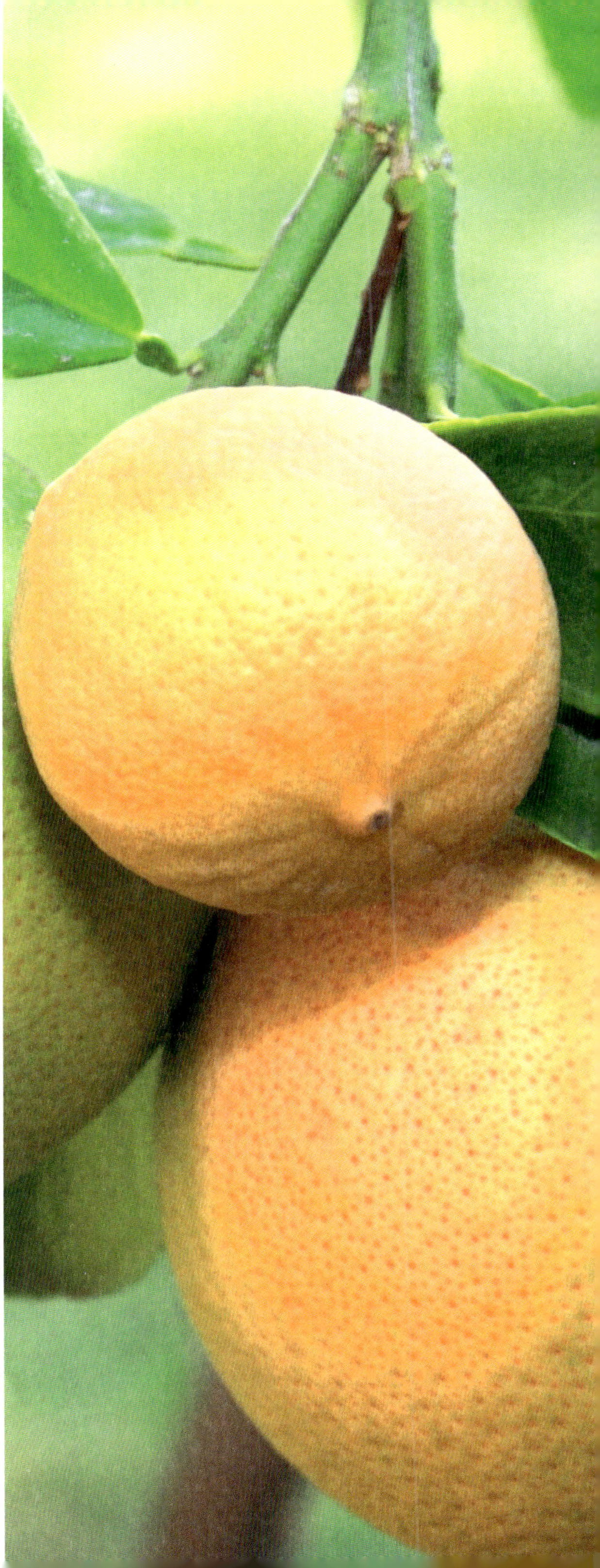

Lust aufs Leben und Leichtigkeit des Seins

Kurzinfo Ätherisches Öl Grapefruit

Ausgangspflanze:
Grapefruit
Citrus paradisi

Herkunft:
Argentinien, Brasilien

Herstellungsverfahren:
Kaltpressung der Fruchtschalen; 200–250 kg / 1 kg Öl

Duft (Kopfnote):
Frisch, fruchtig-süßlich, bitter

Farbe: Farblos oder Hellgelb

Mischt sich gut mit: Vanille, Honig, Benzoe Siam, Ylang Ylang

Dosierung:
Max. 2 Tr. in 50 ml Bio-Pflegeöl

Haltbarkeit nach Öffnung:
6–8 Monate

Qualitätsempfehlung:
Bio-Zertifikation

Ätherisches Öl

Grapefruitöl enthält als Hauptinhaltsstoff das Monoterpen Limonen. In geringer Menge kommt das Sesquiterpenketon Nootkaton und in Spuren der Riechstoff Mercaptan vor.

Die beiden letztgenannten Stoffe führen zu dem frischen, spritzig-fruchtigen Duftcharakter und sind mitverantwortlich für die beschwingende Wirkung des Öls.

Insbesondere Nootkaton wirkt stark stimmungsaufhellend. Mercaptan ist für unsere Nase noch in sehr geringer Menge wahrnehmbar. Es wird vermutet, dass dieser Riechstoff zu der psychischen Wirkung des Öls beiträgt.

Durch die stark positiv stimulierende Wirkung von Grapefruitöl kommt es zur Ausschüttung von körpereigenen Glückshormonen, wie Endorphinen und Enkephalinen.

Laut einer Studie scheint das Öl verjüngende Eigenschaften zu haben und vermag uns ein Lächeln ins Gesicht zu zaubern.

Durch die Lebenslust steigernde Wirkung hat sich Grapefruitöl z. B. beim ersten Liebeskummer und in Pubertätskrisen bewährt. Das Öl ist als Einzelduft zur Raumbeduftung gut geeignet. Das erfrischende, kühlende und anregende Öl kann in Hautpflege- und Badezusätzen verwendet werden (nur frisches Öl). Es eignet sich besonders gut in Sportölmischungen und in lauwarmen

Inhaltsstoffe Grapefruit (ätherisches Öl)

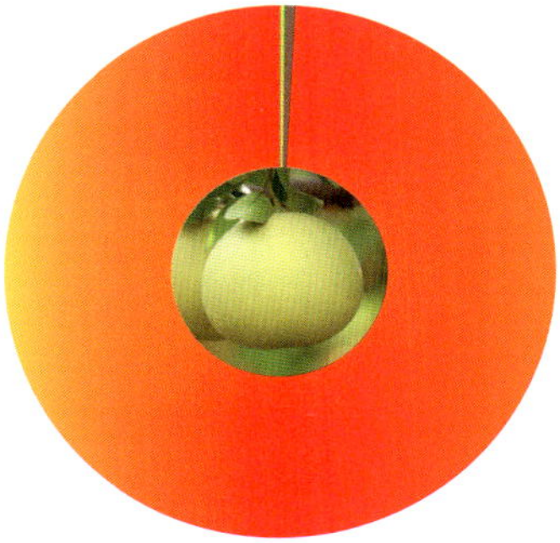

- 90 %–97 % Monoterpene (94 % d-Limonen, 1,5 %–2 % β-Myrcen)
- 0,4 % Sesquiterpene (v. a. Caryophyllen)
- 0,3 % Aldehyde

In Spuren: Mercaptan, Nootkaton, Furocumarine (0,01 %)

Quelle: Primavera Life

Fuß- und Handbadmischungen gegen geschwollene Gliedmaßen.

Grapefruit wirkt appetitanregend und fördert Entgiftung und Entschlackung. Es eignet sich für Detoxanwendungen und ist begleitend beim Abnehmen anwendbar.

Duftwirkung psychisch:

➜ Stark stimmungshebend
➜ Konzentrationsfördernd
➜ Angstlösend

Wirkung in Teil- oder Ganzkörperanwendungen:

➜ Antiseptisch
➜ Lymphflussfördernd
➜ Durchblutungsfördernd
➜ Entstauend
➜ Appetitanregend
⚠ Fotosensibilisierend

Bewährte Anwendungen

- Raumbeduftung

- Cellulite
- Krampfadern
- Schwere Beine
- Bindegewebsschwäche
- Appetitmangel
- Übelkeit (Schwangerschaft)
- Detox

- Depressive Verstimmungen
- Antriebsschwäche
- Erschöpfung
- Lustlosigkeit

- Kulinarik

- Haushalt

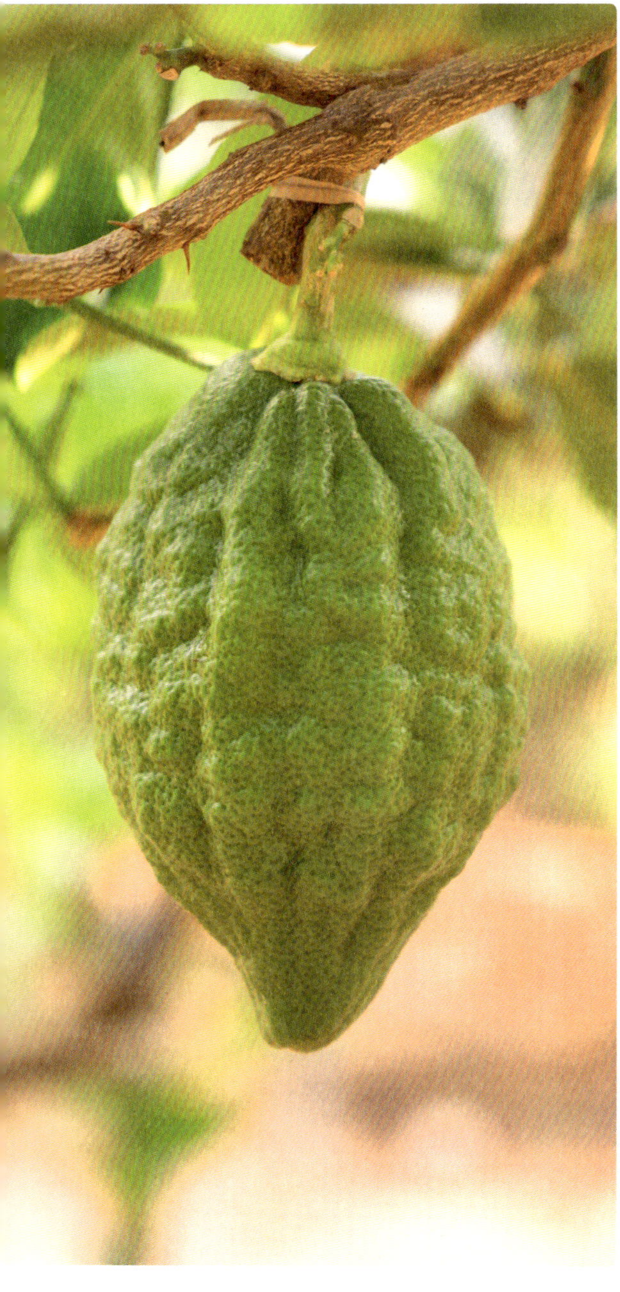

Zitronat-Zitrone

Geschichtliches, Botanik, Anbau

Die Zitronat-Zitrone ist eine der drei Urmütter der Zitruspflanzen (siehe Seite 149). Ihre Heimat wird in Indien vermutet. Von dort gelangte sie bereits vor Beginn unserer Zeitrechnung nach Persien und wurde in Medien (deshalb Citrus medica), einem heute im nordwestlichen Teil des Irans liegenden Gebiets, kultiviert. Man vermutet, dass ihr Verbreitungsgebiet zu der damaligen Zeit noch viel größer war und sie auch in Mesopotamien angebaut wurde.

Die Zitronat-Zitrone war die erste Zitruspflanze, die in Europa bekannt wurde. Schon vor 2000 Jahren wurde sie in weiten Teilen Süditaliens sowie auf den Inseln Korsika und Sardinien kultiviert. Sie wurde lange „Medischer Apfel“ genannt, was auf die oben genannte persische Herkunft zurückzuführen ist.

Interessant ist, dass der heute noch weit verbreitete Name „Zedrate“ von dem griechischen Wort für Zedernapfel (griech. kedrómêlon) ableitetet ist. Im Italienischen werden sowohl die Zeder als auch die Zitronat-Zitronenfrucht „Cedro“ genannt. Obwohl man vor Jahrhunderten die Inhalts-

Kurzinfo Botanik
Zitronat-Zitrone, Zedrate

Botanischer Name:
Citrus medica

Familie:
Rautengewächse

Heimat: Südostasien

Anbau: Israel, Ägypten, Marokko, Brasilien, Mexiko, Italien, Korsika

Nutzen:
Laubhüttenfest, Zitronat, Gewinnung ätherischer Öle

Anbau:
Konv. Anbau, Bioanbau

stoffe der ätherischen Öle bei den doch sehr unterschiedlichen Pflanzenarten noch nicht kannte, hatte man schon bemerkt, dass es zwischen den Duftstoffen von Nadelbäumen und Zitruspflanzen einen inhaltsstofflichen Zusammenhang gibt. Aus dem Wort „Cedro" entwickelte sich der Name Zitrus, der dann bekanntlich für die gesamte Pflanzengattung festgelegt wurde.

Die Zitronat-Zitrone ist ein kleinwüchsiger und langsam wachsender Baum. Er wird nur ca. 3 m hoch. Mehr als ein paar Minusgrade verträgt dieser wärmeliebende Baum nicht,

▼ *Zedrate haben wenig und trockenes Fruchtfleisch*

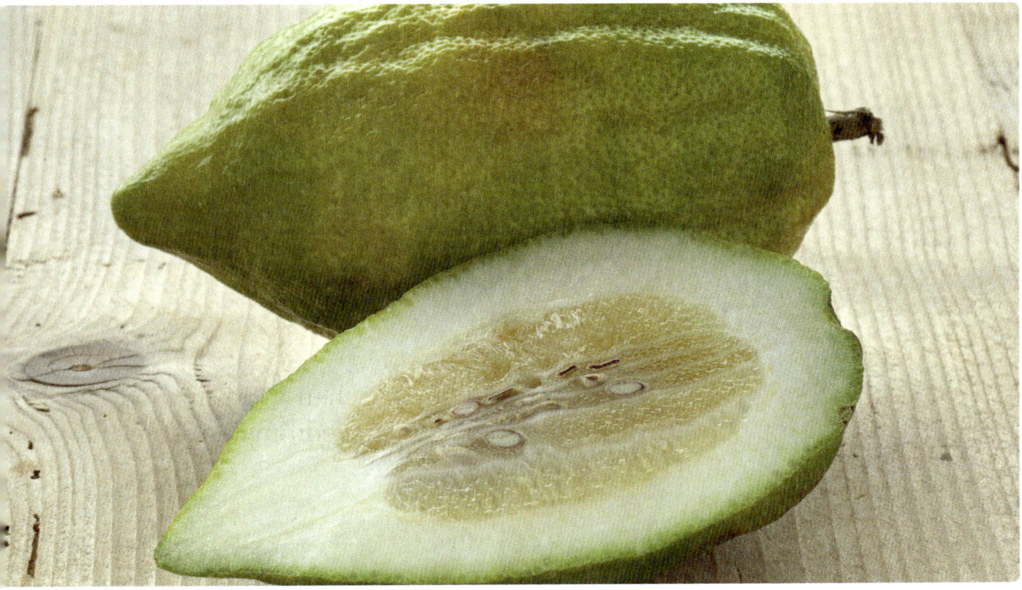

deshalb ist er vor allem in den wärmeren Mittelmeerregionen zu finden.

Auffallend sind die riesigen Früchte, die bis zu zweieinhalb Kilogramm schwer werden können. Die dicke Fruchtschale ist meist derb und gefurcht, die Farbe der Frucht gelb oder gelbgrün bis rötlich, je nach Sorte. Die essbare Albedoschicht unter der Schale wird kandiert (Zitronat) oder getrocknet als Gewürz genutzt. Die Frucht ist reich an ätherischem Öl.

Zitronig erfrischender, vitalisierender Duftbrunnen

Kurzinfo Ätherisches Öl Zitronat-Zitrone, Urzitrone

Ausgangspflanze:
Zitronat-Zitrone
Citrus medica

Herkunft:
Italien, Korsika

Herstellungsverfahren:
Kaltpressung der Fruchtschalen; 200 kg / 1 kg Öl

Duft (Kopfnote):
Frisch, intensiv zitronig

Farbe: Klar bis gelblich

Mischt sich gut mit: Zitrusölen, Baumölen, Litsea, Myrte

Dosierung:
Max. 5 Tr. in 50 ml Bio-Pflegeöl

Haltbarkeit nach Öffnung:
6 Monate

Qualitätsempfehlung:
Bio-Zertifikation

Ätherisches Öl

Zitronat-Zitronenöl wird häufig Urzitronenöl genannt. Der intensiv zitronige, frische Duft wirkt belebend und vitalisierend. Die durchaus runde natürliche Duftkomposition kann als Einzelduft verwendet werden.

Urzitrone ist aufgrund ihrer keimreduzierenden Eigenschaften besonders gut zur Raumbeduftung geeignet. Eine Mischung mit Myrte und Baumdüften verstärkt die luftreinigende Wirkung und die Geruchsneutralisierung. Für die Anwendung in Hautpflege- und Badezusätzen sollte das Öl frisch sein und möglichst in Bio-Qualität vorliegen. Auf die Haut wirkt es desodorierend, tonisierend und belebend. Es eignet sich z. B. in einer Fußbadmischung bei heißen und gestauten Füßen. Auch bei Erkältungskrankheiten leistet das Öl gute Dienste. Zitronat-Zitronenöl

Inhaltsstoffe Zitronat-Zitrone (ätherisches Öl)

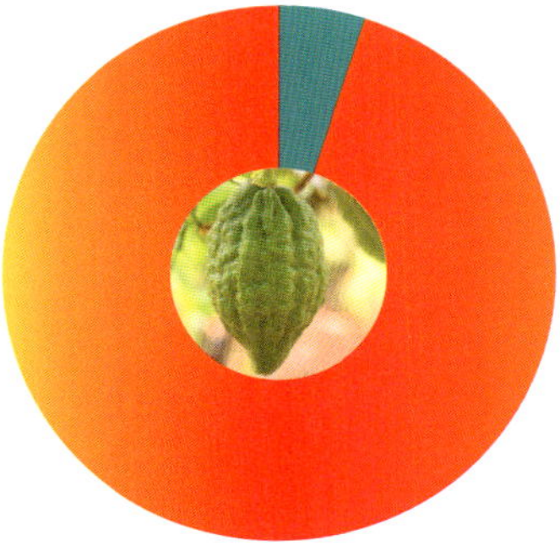

92 % Monoterpene
(55 %–60 % Limonen, 20 % γ-Terpinen,
10 % β- und α- und β-Pinen,
1 %–1,5 % β-Myrcen)

5 % Aldehyde
(Neral und Geranial)

Quelle: Farfalla

(kann Spuren von Cumarine
u. Furocumarine enthalten, A. d. V.)

kann in der Küche als Aromaöl gut eingesetzt werden. Es wird relativ selten angeboten und ist in Bio-Qualität kaum erhältlich.

Duftwirkung psychisch:

➜ Erfrischend, anregend
➜ Aufmunternd
➜ Konzentrationsfördernd
➜ Raumluftdesinfizierend

Wirkung in Teil- oder Ganzkörperanwendungen:

➜ Antiseptisch
➜ Antiviral
➜ Antibakteriell
➜ Desodorierend
➜ Entzündungshemmend
➜ Immunstärkend
➜ Verdauungsfördernd
⚠ Fotosensibilisierend

Bewährte Anwendungen

- **Raumbeduftung**

- **Verdauungsprobleme**
- **Bronchitis**
- **Erkältung**
- **Übermäßiges Schwitzen**
- **Übelkeit**
- **Lymphstau**

- **Stimmungstief**
- **Unlust**
- **Konzentrationsmangel**
- **Verstimmungen**

- **Kulinarik**

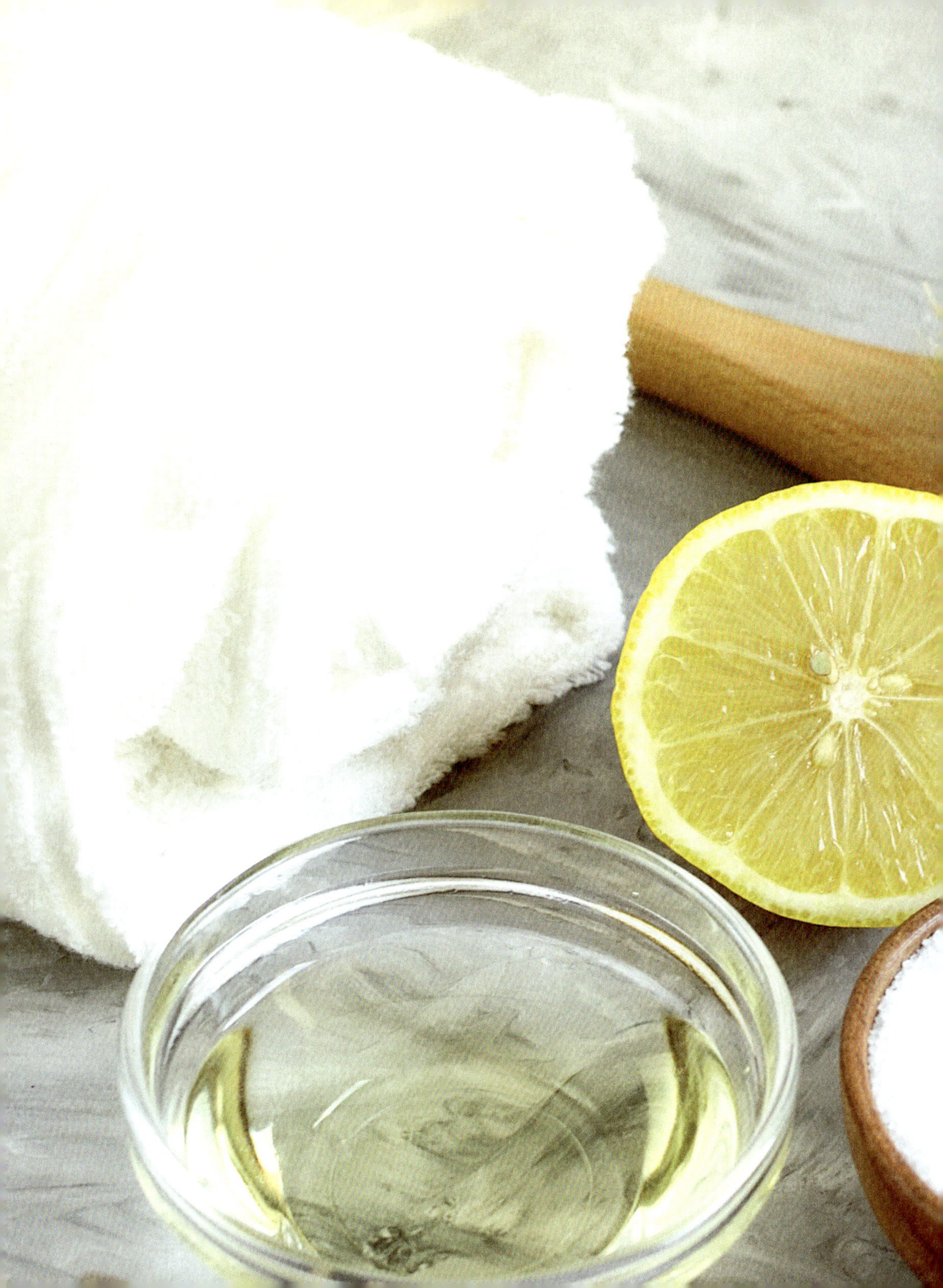

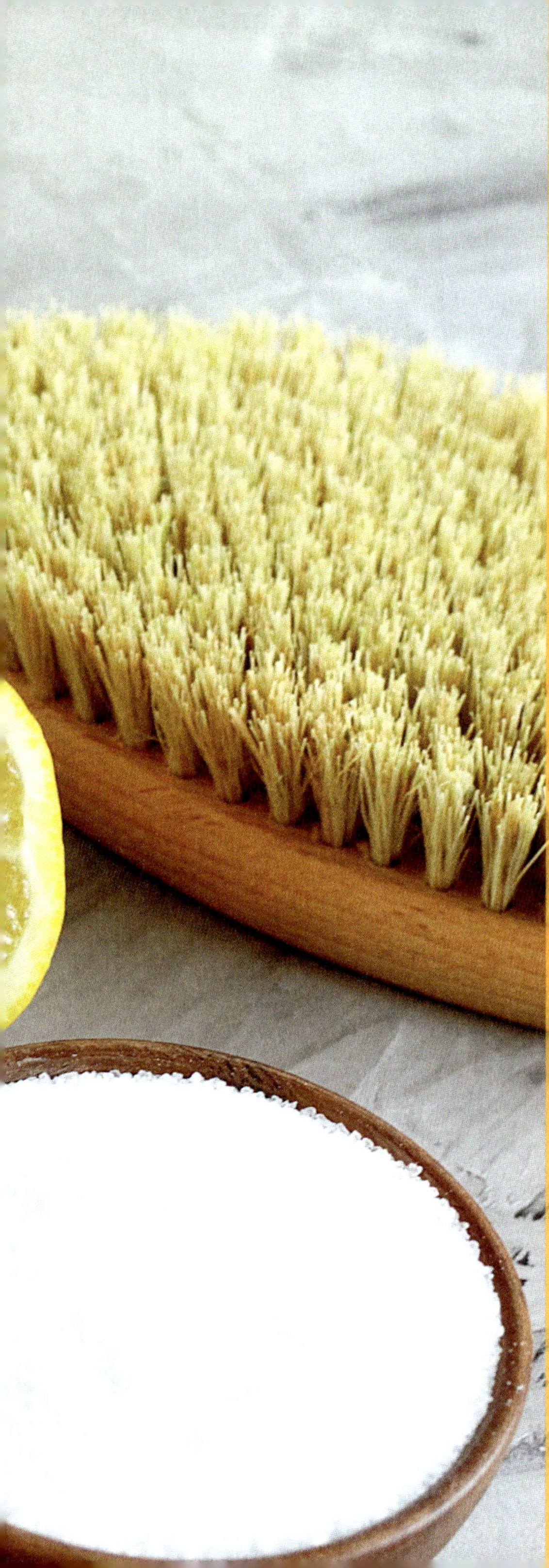

Bewährte Rezepte (DIY)

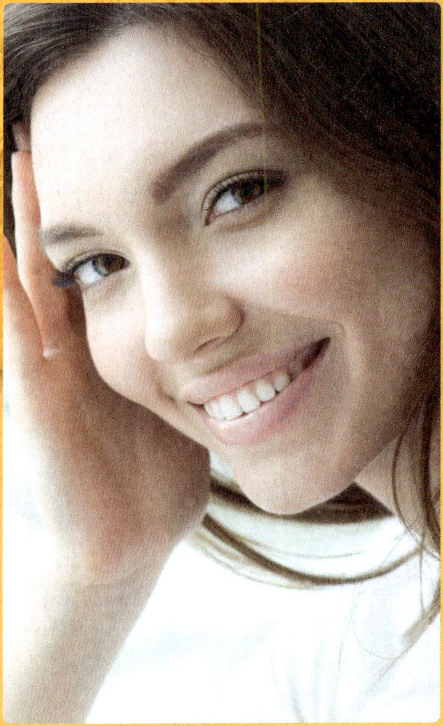

Raumbeduftung mit Zitrusölen

Wo es gut duftet, verweilen wir gerne – sei es im Wald, auf einer Blumenwiese, vielleicht in den Ferien unter einem blühenden Bitterorangenbaum oder in einem angenehm duftenden Raum.

Zitrusöle eignen sich besonders gut für jede Form der Raumbeduftung. Der Duft weckt die Lebensgeister und verbreitet eine sonnige und heitere Atmosphäre. Nicht umsonst zählen Orange und Mandarine zu den beliebtesten und meistverkauften ätherischen Ölen. Ob im Wohnzimmer, Kinderzimmer oder Büro – ein paar Tropfen in Duftlampe oder Vernebler heben gleich die Stimmung. Die Tabelle veranschaulicht die Vielzahl der unterschiedlichen Anwendungsmöglichkeiten. Öle wie Bergamotte, Blutorange, Grapefruit, Mandarine, Yuzu-Zitrone, Neroli und Petit Grain Bigarade vertreiben trübe Gedanken, erhöhen die psychische Widerstandskraft, spenden Seelentrost in Krisenzeiten und stärken das Selbstbewusstsein. Zitrone, Grapefruit, Limette, Bergamotte und Yuzu-Zitrone wirken zudem antiseptisch und reinigen die Raumluft. Gerade in den Wintermonaten, in denen wir uns hauptsächlich in beheizten und geschlossenen Räumen aufhalten, sollten wir großen Wert auf ein gutes Raumklima legen.

Immer häufiger werden Zitrusöle auch in Arztpraxen eingesetzt, da sie entspannen, Ängste reduzieren und Zuversicht fördern.

Es sollten nur ätherische Öle in bester Bio-Qualität (siehe Seite 47) verwendet werden. Ebenso wichtig ist die fachgerechte Dosierung je nach individuellem Empfinden oder der erwünschten Wirkung.

Bei zweifelhafter Ölqualität oder synthetischen Duftstoffen kann sich die gute Absicht leicht ins Gegenteil verkehren. Kopfschmerzen, Unwohlsein oder gar Übelkeit können die Folgen sein.

Zitrusöle fördern die Konzentration, was sie zu beliebten Begleitern beim Lernen und Arbeiten macht. Sie eignen sich deshalb besonders für die Beduftung von Schulungs- und Arbeitsräumen.

Zur Verbesserung der Raumluft können Zitrusdüfte solo verwendet werden. Aber auch Mischungen mit Baumdüften tragen zur Erfrischung der Atmosphäre bei. Während der Erkältungszeit wirken Öle wie Ravintsara, Eukalyptus radiata oder Cajeput immunstärkend und schützend.

Anwendungsmöglichkeiten zur Raumbeduftung

Anwendungsform	Geeignet für	Reichweite	Tropfenzahl
Duftlampe (Kerze)	Wohnzimmer, Empfangsraum	2–3 m	8–10 Tr. ins Wasser geben
Duftlampe, elektrisch	Wohnzimmer, Praxis, Seniorenheim	2–5 m	10–12 Tr. ins Wasser geben
Duftstein	Bad, Hotelzimmer, Schlafzimmer, Arbeitsplatz, Kinderzimmer	1 m	3–5 Tr. auf den Stein geben
Duftanhänger (Holz, Filz, Ton)	Wohnzimmer, Kinderzimmer, Auto	1 m	3–5 Tr. auf den Duftträger geben
Aromavernebler (Diffuser)	Wohnzimmer, Krankenzimmer, Büro	4–5 m	5–10 Tr. ins Wasser geben
Aromastream, elektrisch	Büro, Arztpraxis, Hospiz, Krankenhaus	6–7 m	8–10 Tr. auf Duftvlies geben
Aromastream, Batterie/USB	Arbeitsplatz, Krankenzimmer, Auto	2–3 m	5–8 Tr. auf Duftvlies geben
Raumspray	Hotel, Gastronomie, Arbeitsplatz	2–3 m	10–50 Tr. in 20 ml Alkohol und 30 ml dest. Wasser od. Hydrolat
Duftbrunnen	Wartezimmer, Sprechzimmer, Wohnzimmer, Büro	3–4 m	5–10 Tr. ins Brunnenwasser geben
Saunaaufguss	Sauna, für 3 Anwendungen	2–4 m	8–10 Tr. in 10 ml Wodka, davon 2 TL in die Aufgusskelle geben

Raumbeduftung

Frische-Luft-Duft

5 Tropfen Grapefruit
3 Tropfen Lemongrass
2 Tropfen Ho-Blätter

Tropfen in Duftlampe, Streamer, Diffuser oder Duftbrunnen geben. Universell einsetzbar in Wohnung, Büro, Wartezimmer, Hotels, Restaurants, öffentlichen Bädern und Pflegeeinrichtungen.

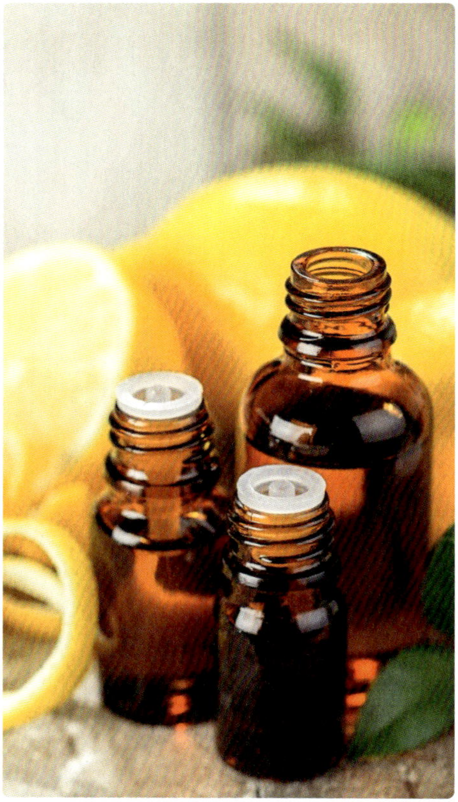

Zitrusgärten

4 Tropfen Zitrone
4 Tropfen Bitterorange
3 Tropfen Myrte türkisch

Tropfen in Duftlampe, Streamer, Diffuser oder Duftbrunnen geben. Bei starken Essensgerüchen.

Zitrusfrische

5 Tropfen Zitrone
3 Tropfen Zirbelkiefer

Tropfen in Duftlampe, Streamer, Diffuser oder Duftbrunnen geben. Bei starken Essensgerüchen.

Himalaya

5 Tropfen Mandarine
4 Tropfen Lemongrass

Tropfen in Duftlampe, Streamer, Diffuser oder Duftbrunnen geben.

Zitro-Keimschutz

7 Tropfen Zitrone
3 Tropfen Lemongrass
3 Tropfen Grapefruit

Tropfen in Duftlampe, Streamer, Diffuser oder Duftbrunnen geben. Die Mischung eignet sich besonders gut zur Verwendung am Arbeitsplatz in der Erkältungszeit.

Happy-Orange-Spray

20 ml Wodka
30 ml Orangenblütenwasser
12 Tropfen Orange
12 Tropfen Ho-Blätter
10 Lemongrass

Zutaten in ein 50-ml-Braunglas-Sprühfläschchen füllen und kräftig schütteln. 3–5 Sprühstöße in den Raum geben. Vor jeder Anwendung erneut schütteln.

Frische-Luft-Spray

10 ml Wodka
40 ml Orangenblütenwasser
25 Tropfen Zitrone
10 Tropfen Lemongrass

Zutaten in ein 50-ml-Braunglas-Sprühfläschchen füllen und kräftig schütteln. 3–5 Sprühstöße in den Raum geben. Vor jeder Anwendung erneut schütteln.

Erfrischend, belebend

Wach und Konzentriert

6 Tropfen Zitrone
4 Tropfen Rosmarin Cineol
1 Tropfen Zypresse

Tropfen in Duftlampe, Streamer, Diffuser oder Duftbrunnen geben.

Activity

5 Tropfen Zitrone
3 Tropfen Bergamotte
2 Tropfen Wacholderbeere

Tropfen in Duftlampe, Streamer, Diffuser oder Duftbrunnen geben.

Tango

5 Tropfen Limette
4 Tropfen Zitrone
3 Tropfen Ho-Blätter

Tropfen in Duftlampe, Streamer, Diffuser oder Duftbrunnen geben.

Beruhigend, entspannend

Ganz entspannt

4 Tropfen Petit Grain Bigarade
4 Tropfen Mandarine rot

Tropfen in Duftlampe, Streamer, Diffuser oder Duftbrunnen geben.

Mandarinenlächeln

5 Tropfen Mandarine rot
2 Tropfen Blutorange
2 Tropfen Benzoe Siam

Für Duftlampe oder Streamer. Für Kinder mit reduzierter Tropfenzahl. Gut geeignet nach der Arbeit oder einem anstrengenden Schultag.

Zeit für mich

5 Tropfen Blutorange
2 Tropfen Petit Grain Bigarade
3 Tropfen Lavendel fein

Tropfen in Duftlampe, Streamer, Diffuser oder Duftbrunnen geben. Hilft, zur Ruhe zu kommen, und begleitet die Zeit der Selbstfürsorge.

Stimmungsaufhellend

Blick nach vorn

4 Tropfen Bergamotte
3 Tropfen Petit Grain Bigarade
2 Tropfen Zeder

Mischung für Duftlampe, Streamer oder für einen Duftstein mit reduzierter Tropfenzahl. Unterstützt das Selbstbewusstsein und hilft bei Stimmungstiefs und psychischer Kraftlosigkeit.

Lebenslust

4 Tropfen Grapefruit
4 Tropfen Neroli 10 %
3 Tropfen Ho-Blätter

Tropfen in Duftlampe, Streamer, Diffuser oder Duftbrunnen geben. Aktiviert die Lust auf neue Projekte. Erfrischt bei Überforderung und Überlastung.

Winterlich

Geborgenheit

6 Tropfen Blutorange
4 Tropfen Benzoe Siam

Mischung für Duftlampe, Streamer oder Duftstein (weniger Tropfen). Wärmt das Herz und beflügelt die kreative Schaffenskraft.

Klare Gedanken

5 Tropfen Mandarine
4 Tropfen Weißtanne

Tropfen in Duftlampe, Streamer, Diffuser oder Duftbrunnen geben. Hilft, den Gedanken eine Orientierung zu geben.

Winterblues

5 Tropfen Bergamotte
3 Tropfen Blutorange
3 Tropfen Benzoe Siam

Mischung für Duftlampe, Streamer oder Duftstein (weniger Tropfen).

Orange-Tonka

6 Tropfen Orange
4 Tropfen Tonka-Extrakt

Mischung für Duftlampe, Streamer oder für einen Duftstein mit reduzierter Tropfenzahl.

Immunstärkend

Abwehrstark

Variante 1
5 Tropfen Zitrone
3 Tropfen Lorbeer
2 Tropfen Ravintsara

Variante 2:
6 Tropfen Zitrone
3 Tropfen Cajeput
2 Tropfen Latschenkiefer

Tropfen einer der beiden Varianten in Duftlampe, Streamer, Diffuser oder Duftbrunnen geben.

Immunkraft

6 Tropfen Zitrone
3 Tropfen Cajeput
2 Tropfen Thymian Thymol

Tropfen in Duftlampe, Streamer, Diffuser oder Duftbrunnen geben. Unterstützt in der Erkältungszeit.

Gut geschützt

4 Tropfen Thymian Thymol
3 Tropfen Zitrone
3 Tropfen Grapefruit

Tropfen in Duftlampe, Streamer, Diffuser oder Duftbrunnen geben. Baut ein duftendes Kraftfeld als Keimschutz auf.

Erkältungszeit-Spray

50 ml Orangenblütenwasser
20 Tropfen Zitrone
5 Tropfen Salbei

Zutaten in ein 100-ml-Braunglas-Sprühfläschchen füllen und kräftig schütteln. 3–5 Sprühstöße in den Raum geben.

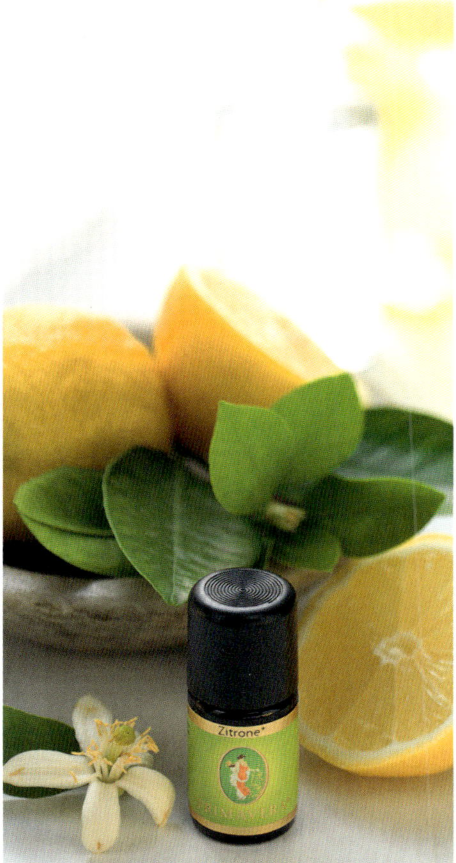

Zitrusöle für die Psyche – mit „Erste-Hilfe"-Rezepturen

Zitrusdüfte sind in der Lage, unser psychisches Wohlbefinden zu steigern, denn sie enthalten Monoterpene, Ester, Sesquiterpene, Sesquiterpenaldehyde, Monoterpenole und Cumarine. Diese komplexen Stoffe wirken ganzheitlich beruhigend auf unser zentrales Nervensystem und alle nachgeordneten Organe. Sie steigern das Wohlbefinden, da sie die Ausschüttung verschiedener Neurotransmitter, wie Serotonin, Endorphine, Enkephaline, Dopamin, Noradrenalin oder Gamma- Amino-Buttersäure (GABA), unterstützen.

Der schnellste Weg zum zentralen Nervensystem geht über unsere Nase, die wohltuende Duftsignale ans Gehirn weiterleitet.

Ängste und psychische Belastungen, etwa Trauer, Stress und Stimmungsschwankungen, führen häufig zu körperlichen An- und Verspannungen.

Bergamotte, Petit Grain Bigarade und Neroli wirken aufgrund ihrer Zusammensetzung nicht nur stimmungsaufhellend, beruhigend und erdend, sondern auch muskelentkrampfend und nervenentspannend.

Stress und Burn-out

Neben psychosomatischen Beschwerden führt Stress zu Muskelverspannungen und unter Umständen zu einem Symptomkomplex, der als Burn-out-Syndrom beschrieben wird. Dauerstress lässt Adrenalin- und Cortisolspiegel steigen und führt gleichzeitig zu Serotonin- und Dopaminmangel.

Die Folge sind häufig Schlafstörungen, depressive Verstimmungen, Antriebsmangel, Appetitlosigkeit, Herz-Kreislauf-Beschwerden und Konzentrationsstörungen.

Ätherische Öle mit ihrer stressreduzierenden, beruhigenden und aufbauenden Kraft können viel dazu beitragen, die Lebensqualität wieder zu steigern. Sie ermöglichen uns, innere Ruhe und Ausgeglichenheit zurückzuerlangen und Verstimmungen zu überwinden.

Regelmäßige Anwendungen ätherischer Öle danken Körper und Seele mit gesteigerter Abwehrkraft, mehr Energie und größerem Wohlbefinden. Sie steigern unsere Resilienz nachhaltig und wirken nervöser Erregbarkeit entgegen.

Neroli-Einhüllung

4 Tropfen Neroli 10 %
5 Tropfen Petit Grain Bigarade
3 Tropfen Ho-Blätter

Tropfen in Duftlampe, Streamer, Diffuser oder Duftbrunnen geben.

Stressfrei-Spray

15 ml Wodka
15 ml Orangenblütenwasser
12 Tropfen Orange
8 Tropfen Ho-Blätter
5 Tropfen Palmarosa

Wodka in ein 30-ml-Sprühfläschchen füllen und die ätherischen Öle einträufeln. Mit Orangenblütenwasser auffüllen und vor jeder Anwendung gut schütteln. Bei Bedarf ein Hub in die Luft vor dem Gesicht und auf das Dekolleté sprühen, damit die Düfte eingeatmet werden können.

Energie-Fußöl

20 ml Mandelöl
4 Tropfen Zypresse
2 Tropfen Ingwer
2 Tropfen Bitterorange
2 Tropfen Bergamotte

Tropfen in Duftlampe, Streamer, Diffuser oder Duftbrunnen geben.

Auszeit-Spray

20 ml Wodka
30 ml Orangenblütenwasser
25 Tropfen Neroli 10 %
8 Tropfen Orange
3 Tropfen Lavandin
2 Tropfen Zeder

Wodka in ein 50-ml-Sprühfläschchen füllen und die ätherischen Öle dazugeben. Mit Orangenblütenwasser auffüllen und schütteln. Vor jeder Anwendung erneut gut schütteln. Bei Bedarf ein Hub in die Luft sprühen, damit die Düfte eingeatmet werden können.

Soforthilfe-Riechstift

3 Tropfen Bergamotte
3 Tropfen Petit Grain Bigarade
1 Tropfen Neroli

Tropfen auf das Watteröllchen des Aromastifts geben und bei Bedarf inhalieren.

Nervenkraft-Riechstift

5 Tropfen Zitrone
3 Tropfen Rosmarin Campher

Tropfen auf das Watteröllchen des Aromastifts geben und bei Bedarf inhalieren. Erfrischt bei Müdigkeit und unterstützt den Kreislauf.

Antriebsschwäche und Stimmungsschwankungen

Zitrusöle gelten aufgrund ihres hohen Limonenanteils als natürliche Stimulanzien. Sie unterstützen die Noradrenalin- und Dopaminproduktion und helfen bei Lethargie und Antriebslosigkeit. Insbesondere Zitrone und Yuzu-Zitrone helfen gegen morgendliche Unlust.

Der Duft dieser beiden Zitrusöle weckt die Lebensgeister und zaubert Schwung herbei. Schon das Schnuppern am Fläschchen oder an einem Aromastift direkt nach dem Aufwachen macht munter.

Zitronenöl hat sich auch bei leichten Stimmungsschwankungen bewährt. Es hilft, Stimmungstiefs zu überwinden, und löst nervöse Anspannungen. Gerade in turbulenten Zeiten werden innerer Antrieb und Durchhaltevermögen gestärkt.

Bei uns Frauen treten Stimmungsschwankungen hormonell bedingt häufig im Zusammenhang mit dem prämenstruellen Syndrom (PMS), den Wechseljahren oder im Wochenbett auf. Hormonell bedingte Stimmungsschwankungen lassen sich erfahrungsgemäß durch Wohlfühlmischungen in Form von Raumbeduftung oder als Massageöl mit Grapefruit oder Yuzu-Zitrone gut begleiten.

Inhalierstift „Tristess ade“

4 Tropfen Bergamotte
3 Tropfen Limette

Tropfen auf das Watteröllchen des Inhalierstifts geben und so oft wie möglich daran riechen.

Inhalierstift „Lebenslust“

5 Tropfen Yuzu-Zitrone

Tropfen auf das Watteröllchen des Inhalierstifts geben und je nach Bedarf nach dem Aufstehen oder am Vormittag daran riechen.

Happy-Mind-Massage

1 EL Mandelöl
4 Tropfen Grapefruit
2 Tropfen Palmarosa

Ätherische Öle in das Mandelöl geben. Mit der Ölmischung die Innenhand, Finger und Handrücken ausgiebig massieren. Danach jeden Finger einzeln ausstreichen.

Zuversicht

5 Tropfen Bergamotte
3 Tropfen Zirbelkiefer
1 Tropfen Zeder

Mischung für Duftlampe, Streamer oder Duftstein (weniger Tropfen).

Depressive Verstimmung

Depressive Verstimmungen sind vorübergehende Befindlichkeiten, die mit negativen Gedanken, Unlust, Traurigkeit und Antriebsschwäche einhergehen. Einige Menschen leiden insbesondere im Winterhalbjahr durch den Mangel von Sonneneinstrahlung an sogenannten Winterdepressionen. Die meisten vorübergehenden depressiven Verstimmungen lassen sich mit stimmungsaufhellenden ätherischen Ölen gut in den Griff bekommen. Bei länger andauernden Verstimmungen und Verhaltensauffälligkeiten sollte der Hausarzt konsultiert werden.

Bergamotteöl steht mit seiner stark lichtbringenden Wirkung und seinen entspannenden sowie aufmunternden Inhaltsstoffen im Fokus der Behandlung. Das Öl wird auch als das „Antidepressivum" unter den ätherischen Ölen bezeichnet. Sehr bewährt hat sich die Kombination von Bergamotte und Angelikawurzel.

Inhalierstift „Lichtblick"

5 Tropfen Bergamotte
1–2 Tropfen Angelikawurzel

Ätherische Öle auf das zugehörige Watteröllchen geben und so oft wie möglich am Stift riechen.

Nerventonikum-Roll-On

10 ml Jojobaöl
4 Tropfen Neroli
(12 Tropfen Neroli 10 %)
4 Tropfen Petit Grain Bigarade
3 Tropfen Tonkaextrakt

Ätherische Öle in ein 10-ml-Roll-On-Fläschchen geben und mit Jojobaöl auffüllen. Auf Handpuls, Solarplexus, Nacken, Herzgegend rollern und leicht einmassieren.

Angst und Panik

Zitrusöle können in Angstsituationen eine große Hilfe sein. Viele Menschen leiden unter Ängsten, etwa vor Prüfungen oder Vorstellungsgesprächen. Diese Angstgefühle stellen sich in der Regel einige Tag vor dem Termin ein, lassen uns schlecht schlafen, machen uns gereizt und gehen mit Stress einher. Die meisten Ängste sind irreal und stellen bei genauem Hinschauen keine Gefahr für unser Leben dar. Zitrusdüfte helfen bei diesen Gefühlslagen, da sie sowohl beruhigend als auch stärkend auf das Nervensystem wirken.

Panik ist eine intensiv empfundene Angst, die zusammen mit Atemproblemen, Schweißausbrüchen oder Herzrasen auftritt. Diese Stressreaktion auf eine extreme Belastungssituation wird häufig von lähmender Starre oder kopflosem Fluchtverhalten begleitet.

Der Duft und die Inhaltsstoffe von Neroli tragen dazu bei, Angst und Panik abzubauen. Es ist am effektivsten, das Neroliöl pur auf den Handpuls zu geben und intensiv daran zu schnuppern.

Erste Hilfe

2–3 Tropfen Neroli 10 %

Auf Kinngrübchen und Handpulse geben und intensiv daran riechen.

Notfall-Spray

20 ml Orangenblütenwasser
6 Tropfen Neroli 10 %

Zutaten in ein 20-ml-Sprühfläschchen geben und je nach Bedarf direkt auf das Gesicht sprühen.

Schnelle-Hilfe-Roll-On

10 ml Jojobaöl
6 Tropfen Neroli 10 %
5 Tropfen Ho-Blätter
4 Tropfen Blutorange

Ätherische Öle in ein 10-ml-Roll-On-Fläschchen geben und mit Jojobaöl auffüllen. Auf Handpuls, Solarplexus, Nacken, Herzgegend rollern und leicht einmassieren.

Schock

Unfälle, Todesnachrichten, Geburtsschock, Gewalterfahrung, eine ungünstige Diagnose u. v. m. können zu einem tiefen seelischen Schock führen, der bei den Betroffenen Gefühle von Ohnmacht, Angst oder Wut auslöst. Häufig bestimmt diese Gefühlslage die Betroffenen Tag und Nacht. Neroli ist das „Notfallöl" der Aromatherapie. Es hilft seelisch verwundeten, traumatisierten und verzweifelten Menschen, zur Ruhe zu kommen.

Notfall-Neroli

1 Tropfen Neroli

Pur auf die Herzgegend auftragen und auf die Zunge oder auf Brot oder 1 TL Honig geben. Langsam auf der Zunge zergehen lassen.

Schock-Roll-On

10 ml Jojobaöl
6 Tropfen Neroli 10 %
4 Tropfen Bergamotte
2 Tropfen Petit Grain Bigarade
2 Tropfen Zeder

Ätherische Öle in ein 10-ml-Roll-On-Fläschchen geben und mit Jojobaöl auffüllen. Auf Handpuls, Solarplexus, Nacken, Herzgegend rollern und leicht einmassieren.

Trauer und Verlust

In Zeiten von seelischem Schmerz und tiefer Trauer, die meist von innerer Unruhe geprägt sind, bedarf es besonderer Selbstfürsorge. Wir müssen zunächst einmal lernen, einen Verlust anzunehmen und damit umzugehen.

Ätherische Öle wie Bergamotte und Petit Grain Bigarade verleihen aufgrund ihrer stark beruhigenden und ausgleichenden Inhaltsstoffe die dafür notwendige Kraft.

Durch Trauer ausgelöste Stimmungsschwankungen, Ein- und Durchschlafstörungen oder Albträume lassen sich durch Auftragen von ein bis zwei Tropfen Petit Grain Bigarade auf den Handpuls besser in den Griff bekommen.

Eine Notfallmischung mit Petit Grain Bigarade in der Handtasche für unterwegs dient als „Anker", wenn die Trauer einen zu überrollen droht.

Emotionaler Stress kann zum sogenannten „Broken-Heart-Syndrom" führen, das sich wie ein Herzinfarkt äußern kann.

Bergamotteöl mit seinem stark beruhigenden, aufmunternden und motivierenden Duft kann bei den damit verbundenen Symptomen, wie nervöse Anspannung, Panikattacken, nächtliches Erwachen und Morgentief, Erleichterung schaffen.

Zeit der Trauer

1 Tropfen Petit Grain Bigarade
1 Tropfen Bergamotte

Bei Trauerfall oder Broken-Heart-Syndrom aufs Taschentuch geben.

Abschied-Spray

30 ml Orangenblütenwasser
10 Tropfen Bergamotte
8 Tropfen Petit Grain Bigarade
5 Tropfen Zeder

Zutaten in ein 30-ml-Sprühfläschchen geben und je nach Bedarf direkt über das Gesicht sprühen. Das Sonnenlicht nach der Anwendung meiden (siehe Seite 46).
Vor jeder Anwendung schütteln.

Seelentrost-Balsam

15 g Sheabutter
5 ml Wildrosenöl
2 Tropfen Neroli
(5 Tropfen Neroli 10 %)
2 Tropfen Petit Grain Bigarade
2 Tropfen Tonkaextrakt

Sheabutter im Wasserbad bei max. 40 °C schmelzen lassen. Wildrosenöl und ätherische Öle dazugeben und vermengen. Die Mischung in einen 20-ml-Glastiegel füllen, kühl stellen und erhärten lassen.

Konzentration und leichter lernen

Lernen und Motivation hängen eng zusammen. Die Vorbereitung und die Durchführung von Schulaufgaben, Tests und Prüfungen erfordert oftmals ein hohes Maß an Konzentration über einen längeren Zeitraum hinweg.

Das Einsetzen von Zitrusölen, sei es über eine Duftlampe, einen Duftstein oder einfach auf ein Taschentuch geträufelt, fördert nachweislich die Konzentrationsfähigkeit. Duftmoleküle werden über unsere Nase aufgenommen und in Form von elektrochemischen Impulsen an das Gehirn weitergeleitet.

Im limbischen System unseres Gehirns regen sie die Produktion körpereigener Botenstoffe, wie Dopamin, Endorphine, Enkephaline, Noradrenalin und Serotonin, an. Diese wirken stimmungshebend und anregend sowie beruhigend und entspannend.

Hilfreich für konzentriertes Lernen sind folgende Punkte:

- Pausen einlegen
- Persönlichen Rhythmus finden
- Positive Gedanken entwickeln
- Realistische Ziele setzen
- Zeitlichen Rahmen festlegen
- Selbstliebe entwickeln

Grapefruit, Bergamotte und Orange vertreiben die Lustlosigkeit und helfen, die Gedanken zu fokussieren. In stressigen Prüfungssituationen stärkt Neroli das Durchhaltevermögen und die Konzentration.

Zur Unterstützung des konzentrierten Arbeitens kann der Zitrusduft mit Hilfe von Duftstein, Taschentuch oder Riechsalz direkt aufgenommen werden. Hierfür den Duftträger vor der Nase kreisen lassen.

Wie die Auswertung eines Versuchsprojekts an bayerischen Schulen gezeigt hat, verbesserte eine dezente Beduftung von Klassenräumen mit naturreinen ätherischen Ölen aus Zitrusfrüchten nicht nur die Stimmung, sondern auch die Konzentration und Merkfähigkeit der Schülerinnen und Schüler. Zudem sank die Zahl krankheitsbedingter Fehltage. Grapefruit, Zitrone und Orange hatten bei dieser Studie einen hohen Grad an Akzeptanz.

Alle Rezepturen können bei Kindern und Jugendlichen problemlos eingesetzt werden. Bis zum Alter von 14 Jahren sollte die Tropfenzahl der jeweiligen Rezeptur um ein Drittel reduziert werden.

Aufmerksamkeit

5 Tropfen Zitrone
3 Tropfen Grapefruit
2 Tropfen Wacholderbeere

Tropfen in Duftlampe, Streamer, Diffuser oder Duftbrunnen geben.

Ruhig und Konzentriert

3 Tropfen Orange
2 Tropfen Bergamotte
2 Tropfen Limette

Tropfen in Duftlampe, Streamer, Diffuser oder Duftbrunnen geben.

Lernzeit

2 Tropfen Orange
1 Tropfen Zitrone
3 Tropfen Grapefruit

Tropfen in elektrische Duftlampe, Streamer, Diffuser oder Duftstein geben.

Prüfungshelfer-Duft

2 Tropfen Neroli 10 %
3 Tropfen Blutorange
2 Tropfen Petit Grain Bigarade

Ätherische Öle auf ein Taschentuch träufeln oder in den Aromastift geben und an diesem während der Prüfung immer wieder schnuppern.

Riechsalz „Konzentration"

20 g Natursalz (fein gemahlen)
8 Tropfen Zitrone
3 Tropfen Bergamotte
2 Tropfen Ho-Blätter

Ätherische Öle in ein 20-ml-Schraubglas träufeln und das Glas schwenken, sodass die Wand rundherum damit benetzt wird. Salz hineingeben und gut schütteln.

Klarer-Kopf-Riechsalz

20 g Natursalz (fein gemahlen)
8 Tropfen Zitrone
8 Tropfen Lemongrass
4 Tropfen Zeder

Für ein 20-ml-Schraubglas geeignet. Anleitung siehe Rezeptur „Riechsalz „Konzentration"".

Riechsalz „Kreativität"

50 g Natursalz (fein gemahlen)
8 Tropfen Bitterorange
8 Tropfen Bergamotte
4 Tropfen Muskatellersalbei

Ätherische Öle in ein 50-ml-Schraubglas träufeln und das Glas schwenken, sodass die Wand rundherum damit benetzt wird. Salz hinzugeben und die Mischung gut schütteln.

Anti-Stress-Spray

100 ml Orangenblütenwasser
10 Tropfen Neroli 10 %
10 Tropfen Limette
10 Tropfen Zitrone

Orangenblütenwasser in ein 100-ml-Sprühfläschchen füllen und die ätherischen Öle einträufeln. Vor jeder Anwendung gut schütteln. 5–6 Hub in die Raumluft geben.

Wacher-Geist-Spray

10 ml Wodka
20 ml Orangenblütenwasser
12 Tropfen Orange
10 Tropfen Zitrone
5 Tropfen Grapefruit

Wodka in ein 30-ml-Sprühfläschchen füllen und die ätherischen Öle einträufeln. Mit Orangenblütenwasser auffüllen und vor jeder Anwendung gut schütteln. Erst lüften, dann in die Raumluft sprühen.

Lernstress-Roll-On

10 ml Jojobaöl
8 Tropfen Neroli 10 %

Jojobaöl in ein 10-ml-Roll-On-fläschchen geben und Neroli einträufeln. Auf Puls, Unterarme, Kinngrube, Schläfen u. s. w. auftragen.

Lernstark-Schüttelemulsion

25 ml Mandelöl
25 ml Orangenblütenwasser
10 Tropfen Mandarine rot
5 Tropfen Blutorange
4 Tropfen Zeder

Mandelöl in ein 50-ml-Sprühfläschchen geben, ätherische Öle und Orangenblütenwasser dazugeben. Vor jeder Anwendung erneut gut schütteln.

Klar-Denken-Massageöl

50 ml Mandelöl
15 Tropfen Grapefruit

Mandelöl in ein 50-ml-Braunglasfläschchen füllen und das Grapefruitöl einträufeln. In den Pausen die Hände massieren und die Finger einzeln ausstreichen.

Massageöl „Motivation"

50 ml Mandelöl
4 Tropfen Bergamotte
3 Tropfen Zitrone
3 Tropfen Orange
2 Tropfen Litsea

Mandelöl in ein 50-ml-Braunglasfläschchen füllen und die ätherischen Öle einträufeln. Hände und Füße massieren.

Kinder lieben Zitrusdüfte – Mischungen für unsere Jüngsten

Kinder erkunden das Leben Schritt für Schritt. Sie staunen, lernen, meistern Herausforderungen, überwinden Ängste und machen diverse Kinderkrankheiten durch. Sie sind mit vielen neuen Eindrücken konfrontiert, und daher ist es wichtig, immer wieder Ruheoasen zu schaffen, die Kindern ein Gefühl von Beständigkeit und Sicherheit vermitteln. Hierfür eignen sich kleine (Duft-)Rituale sehr gut. Vorlesen oder das gemeinsame Spiel kann zum Beispiel vom aufmunternden und gleichzeitig entspannenden Duft des Öls Mandarine rot begleitet werden. Kinder lieben ihn!

Ähnlich verhält es sich in der Zeit vor dem Einschlafen. Ein entspannender Gutenachtduft mit Orange, Mandarine und Vanille hat sich schon bei vielen Kindern, die schlecht einschlafen können, bestens bewährt.

Mit dem Eintritt in die Schule müssen Hausaufgaben bewältigt werden. Mit ein paar Tropfen Zitrusöl in der elektrischen Duftlampe oder auf einem Duftstein kann für eine konzentrierte und gleichzeitig entspannte nachmittägliche Atmosphäre gesorgt werden. Für unsere Zappelphilipps (ev. ADHS) hat die Aromatherapie einige ganz besondere Öle parat, wie zum Beispiel Petit Grain Mandarinier. Manchmal ruft der Schulalltag bei Kindern traurige Stimmungen hervor. Für Eltern ist es wichtig, die Gründe für die getrübte Gefühlslage herauszufinden. Häufig hilft schon eine beruhigende Fußmassage vor dem Zubettgehen, bei der wir unserem Kind die volle Aufmerksamkeit schenken und nicht viel fragen. Nach einer Weile ergibt sich meist ein Gespräch, das Eltern und Kind guttut.

Lesestunde-Grundrezept

40 Tropfen Blutorange
30 Tropfen Mandarine rot
20 Tropfen Grapefruit
15 Tropfen Ho-Blätter

Ätherische Öle in ein 10-ml-Braunglasfläschchen füllen. Von der Grundmischung 3 Tropfen auf Duftstein, Filzfiguren, Vlies, Zauberwatte oder Taschentuch geben. Bis zu 6 Tropfen der Grundmischung in elektrische Duftlampe oder Aromastream geben.

Geborgenheit

3 Tropfen Orange
1 Tropfen Mandarine rot
1 Tropfen Benzoe Siam

Für elektrische Duftlampe, Aromastream oder Duftstein.

Einschlafhilfe

3 Tropfen Orange
2 Tropfen Mandarine rot
2 Tropfen Vanilleextrakt

Eine halbe Stunde vor dem Zubettgehen die Mischung in die Duftlampe geben und eine Gutenachtgeschichte lesen. Die elektrische Duftlampe noch etwas anlassen, die Duftlampe mit Teelicht wird ausgemacht. Die Mischung ist für den Diffuser geeignet.

Lernzeit-Spray

10 ml Wodka
40 ml Orangenblütenwasser
12 Tropfen Grapefruit
8 Tropfen Limette
5 Tropfen Benzoe Siam

Wodka in ein 50-ml-Sprühfläschchen füllen, ätherische Öle einträufeln. Mit Orangenblütenwasser auffüllen und schütteln. Erst lüften, dann in die Raumluft sprühen.

Zappelphilipp

2 Tropfen Petit Grain Mandarinier
2 Tropfen Mandarine rot
2 Tropfen Benzoe Siam

Für die elektrische Duftlampe oder Aromastream. Die gleiche Mischung für Aromastift, Riechdöschen oder Taschentuch verwenden.

Nur-Mut-Aromastift

3 Tropfen Mandarine rot
2 Tropfen Grapefruit

Die ätherischen Öle auf das Watteröllchen des Aromastifts geben. Das Kind kann den Stift im Federmäppchen immer dabeihaben.

Zeit-für-Dich-Fußöl

20 ml Mandelöl
3 Tropfen Mandarine rot
2 Tropfen Benzoe Siam
1 Tropfen Kamille römisch

Mandelöl in ein 20-ml-Braunglasfläschchen geben und die ätherischen Öle dazugeben. Beide Füße nacheinander einreiben und massieren. Die Zehen ausstreichen, Fußballen und den ganzen Fuß, Ferse und Rist einbeziehen, ebenso die Knöchel und die Unterschenkel bis zum Knie.

Belebende, erfrischende Hautpflege

Wir möchten uns in unserer Haut und mit uns wohlfühlen. Deshalb sollten wir täglich etwas Zeit und Muße in Körper- und Selbstpflege investieren. Hochwertige, naturbelassene Pflanzen- und Samenöle in Verbindung mit ausgewählten ätherischen Ölen pflegen und regenerieren die Haut auf natürliche Weise.

Kaltgepresste Zitrusschalenöle kommen vor allem in Produkten für die Ganzkörperpflege zum Einsatz: Dazu gehören Körper- und Massageöle, Peelings, Unterarm- und Fußbäder, Bäder, Haarshampoos, Sauna, Cellulitebehandlung mit Wickel. Andere Zitrusöle wie Neroli und Petit Grain Bigarade eignen sich aufgrund ihrer hautfreundlichen Eigenschaften für Gesichtspflegeprodukten, etwa in Kompressen, Masken, Auflagen und Ölmischungen für die Gesichtsmassage. Unter den Zitrusschalenölen eignet sich nur Bergamotte für die Gesichtspflege. Es wird jedoch wegen seines Furocumaringehalts ausschließlich für Nachtpflegemischungen verwendet.

Als Hautpflegemittel müssen alle Zitrusöle immer mit hochwertigen pflanzlichen Trägerölen kombiniert werden. Als Trägeröle eignen sich Mandelöl und Aprikosenkernöl mit ihren einfach ungesättigten Fettsäuren. Für die Gesichtspflege können anteilig auch besonders wertvolle, mehrfach ungesättigte fettsäurehaltige Öle, wie Granatapfelsamen-, Hanfsamen-, Kameliensamen-, Nachtkerzen-, Sanddornfruchtfleisch- und Wildrosenöl, hinzugegeben werden. Sie haben in Verbindung mit einem Tonic feuchtigkeitshaltende Eigenschaften, die sich positiv auf die Haut auswirken. So wird der Hautalterung entgegengewirkt und Fältchen werden reduziert. Ätherische Öle dringen sehr tief in die Haut ein. Deshalb sollten sie nie mit parabenhaltigen Produkten, wie zum Beispiel Vaseline oder Melkfett, verwendet werden, sondern ausschließlich mit Pflanzenölen gemischt werden. Zitrusöle bewirken auf der Haut vor allem:

- Schutz vor Krankheitserregern
- Reduzierung von freien Radikalen
- Hautreparatur
- Hautberuhigung
- Juckreizlinderung
- Erleichterung bei Akne
- Stärkung des Bindegewebes
- Durchblutungsförderung

Körperpflege

Erfrischende Dusche

200 ml neutrales Shampoo
12 Tropfen Zitronenverbene
8 Tropfen Blutorange
8 Tropfen Sandelholz
4 Tropfen Zeder

Shampoo in einen Seifenspender geben, die ätherischen Öle dazugeben und schütteln.

Entspannendes Badesalz

1 EL Totes Meersalz
¼ TL Johanniskrautöl
7 Tropfen Mandarine rot
3 Tropfen Lavendel fein

Salz in ein Schälchen geben und die ätherischen Öle einträufeln.

Belebendes Deo

25 ml Orangenblütenwasser
3 ml Nachtkerzenöl
½ TL Xanthan
8 Tropfen Petit Grain Bigarade
5 Tropfen Lavandin
5 Tropfen Palmarosa

Ätherische Öle in einen 50-ml-Deo-Roller träufeln. Nachtkerzenöl hinzufügen. Xanthan mit dem Orangenblütenwasser mischen und dazugeben. Kräftig schütteln.

Erfrischendes Körperöl

50 ml Mandelöl
8 Tropfen Grapefruit
5 Tropfen Benzoe Siam
3 Tropfen Bergamotte

Ätherische Öle in das Mandelöl träufeln und etwas schwenken.

Schöne-Beine-Öl

100 ml Sesamöl
6 Tropfen Grapefruit
4 Tropfen Mandarine rot
3 Tropfen Zypresse
3 Tropfen Wacholderbeere

Ätherische Öle in das Sesamöl träufeln und etwas schwenken. Besonders geeignet bei Cellulite.

Cellulite-Orangenöl

100 ml Sesamöl
15 Tropfen Orange
8 Tropfen Lorbeer
3 Tropfen Zypresse
5 Tropfen Grapefruit

Ätherische Öle in das Sesamöl träufeln und schwenken. Die Mischung kann auch in Auflagen oder Wickeln verwendet werden. Hierfür wird das Öl mit grüner Tonerde angerührt, auf die betroffenen Körperstellen gegeben und abgedeckt.

Gesichtspflege

Neroli-Reinigungsöl

50 ml Aprikosenkernöl
5 Tropfen Palmarosa
3 Tropfen Petit Grain Bigarade
1 Tropfen Neroli

Ätherische Öle in ein 50-ml-Braunglasfläschchen geben und mit Aprikosenkernöl auffüllen. Das Gesicht mit einem Wattepad säubern. Mit Wasser abwaschen.

Hallo-Wach-Tonic

100 ml Orangenblütenwasser
8 Tropfen Petit Grain Bigarade
8 Tropfen Neroli 10 %

Ätherische Öle in das 100-ml-Fläschchen Orangenblütenwasser geben. Morgens auf die gereinigte Gesichtshaut sprühen.

Happy-Aging-Pflegeöl

30 ml Wildrosenöl
5 Tropfen Neroli 10 %
3 Tropfen Benzoe Siam
2 Tropfen Petit Grain Bigarade
2 Tropfen Weihrauch arabisch

Ätherische Öle in ein 30-ml-Braunglasfläschchen geben, mit dem Wildrosenöl auffüllen und in die feuchte Haut einmassieren.

Wildrose-Tagespflege

30 ml Wildrosenöl
2 Tropfen Neroli
4 Tropfen Petit Grain Bigarade
3 Tropfen Ho-Blätter

Ätherische Öle in ein 30-ml-Braunglasfläschchen geben und mit Wildrosenöl auffüllen. Morgens nach der Reinigung in die noch feuchte Gesichtshaut einmassieren.

Orangenblüten-Tonic

100 ml Orangenblütenwasser
10 Tropfen Bergamotte
8 Tropfen Lavendel fein
5 Tropfen Neroli 10 %

Ätherische Öle in das 100-ml-Fläschchen Orangenblütenwasser geben. Abends auf die gereinigte Gesichtshaut sprühen.

Neroli-Nachtöl

30 ml Nachtkerzenöl
3 Tropfen Neroli
3 Tropfen Bergamotte
1 Tropfen Sandelholz

Ätherische Öle in ein 30-ml-Braunglasfläschchen geben und mit Nachtkerzenöl auffüllen. Abends nach der Reinigung auf die noch feuchte Gesichtshaut geben.

Ergänzende Pflege

Pflegender Lippenbalsam

20 g Sheabutter
5 ml Hanfsamenöl
3 Tropfen Palmarosa
2 Tropfen Neroli

Sheabutter bei max. 40 °C im Wasserbad vorsichtig schmelzen, Hanfsamenöl und ätherische Öle hinzufügen. In 5-ml-Portionen abfüllen und in einem kühlen Raum langsam erhärten lassen.

Orange-Lippenpflegecreme

20 ml Hanfsamenöl
10 g Bienenwachs
15 Tropfen Orange

Bienenwachs im Wasserbad schmelzen. Weitere Anleitung siehe „Pflegender Lippenbalsam" oben.

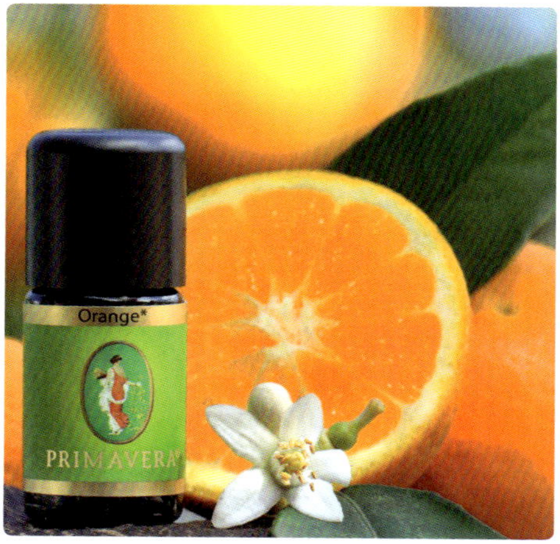

Problematische Haut

Engelswasser bei Akne

100 ml Orangenblütenwasser
8 Tropfen Benzoe Siam

Das Gesicht mit dem Tonikum besprühen. Wirkt entzündungshemmend und kühlend. Sehr gut geeignet für Jugendliche während der Pubertät.

Akne-Heilerdemaske

1 EL Heilerde für die Haut
2 EL Lavendelwasser
1 TL Sesamöl
1 Tropfen Lavendel fein
1 Tropfen Yuzu-Zitrone

Auf das Gesicht auftragen und 10 min. einwirken lassen, anschließend mit lauwarmem Wasser abspülen.

Couperose-Pflegeöl

15 ml Aprikosenkernöl
15 ml Kameliensamenöl
10 Tropfen Sanddornfruchtfleischöl
2 Tropfen Grapefruit
2 Tropfen Schafgarbe
1 Tropfen Rosengeranie

Nach Bedarf erst mit Orangenblütentonic besprühen, dann auf die noch feuchte Haut auftragen.

Duftwässer mit Agrumennoten

Eau de Cologne

10 ml Wodka
8 ml Orangenblütenwasser
12 Tropfen Neroli 10 %
10 Tropfen Petit Grain Bigarade
8 Tropfen Bergamotte
5 Tropfen Rosmarin Campher
3 Tropfen Zeder

Alkohol in ein 20-ml-Braunglasfläschchen füllen und die ätherischen Öle hinzugeben. Mit Orangenblütenwasser auffüllen. 14 Tage ruhen lassen. Für einen besseren Durchfluss im Sprühkopf und zum Erlangen einer klaren Flüssigkeit das Gemisch zuerst kühlen und dann filtern. In ein Sprühfläschchen füllen.

Edles Yuzu-Parfüm

10 ml Wodka
10 ml Orangenblütenwasser
12 Tropfen Neroli 10 %
20 Tropfen Yuzu-Zitrone
7 Tropfen Oud 5 %

Alkohol in ein 20-ml-Braunglas-Sprühfläschchen füllen und die ätherischen Öle hinzugeben. Mit Orangenblütenwasser auffüllen.

Eau de Toilette

10 ml Wodka
20 ml Orangenblütenwasser
30 Tropfen Bergamotte
33 Tropfen Neroli 10 %

Ätherische Öle in ein 30-ml-Sprühfläschchen träufeln und mit Wodka und Orangenblütenwasser auffüllen.Vor jeder Anwendung schütteln.

Herren-Duftwasser

30 ml Orangenblütenwasser
12 Tropfen Petit Grain Bigarade
8 Tropfen Speiklavendel
5 Tropfen Sandelholz

Ätherische Öle in ein 30-ml-Sprühfläschchen träufeln und mit Orangenblütenwasser auffüllen. Vor jeder Anwendung schütteln.

After Shave

100 ml Orangenblütenwasser
5 Tropfen Rosmarin
3 Tropfen Petit Grain Bigarade

Ätherische Öle in ein 100-ml-Sprühfläschchen träufeln und mit Orangenblütenwasser auffüllen. Vor jeder Anwendung schütteln.

Sport und Freizeit

Den erfrischenden und belebenden Duft der Zitrusöle kann man sich für jede Art von Sport- und Freizeitmischung gut zunutze machen. Vor dem Sport eignen sich vor allem durchblutungsfördernde, aktivierende Mischungen, um die gesamte Muskulatur auf die Belastung vorzubereiten. Nach dem Sport hilft uns die muskelentkrampfende, schmerzstillende und entspannende Wirkung der Öle, die Zeit der Entspannung zu genießen.

Aufwärmen

Sport-Fit-Öl

50 ml Mandelöl
12 Tropfen Grapefruit
10 Tropfen Wacholderbeere

Zutaten in ein 50-ml-Braunglasfläschchen füllen. Vor dem Sport die Muskelpartie einreiben.

Aktiv-Duschshampoo

50 ml neutrales Shampoo
12 Tropfen Limette
5 Tropfen Zitrone

Zutaten in ein 50-ml-Braunglasfläschchen füllen.

Sportliche Aktivität

Energie-Zitrus-Wasser

1 l Mineralwasser
¼ Saft einer Bio-Zitrone
4 Tropfen Zitrone

Ätherisches Öl in den Zitronensaft geben und mit dem Wasser zusammen in die Trinkflasche füllen. Bei Verwendung von kohlensäurehaltigem Wasser kann auf den Zitronensaft verzichtet werden.

Durchhalte-Spray

20 ml Orangenblütenwasser
3 Tropfen Neroli 10 %
3 Tropfen Zitrone

Ätherische Öle in ein 20-ml-Braunglasfläschchen geben und mit dem Orangenblütenwasser auffüllen. Über den Kopf sprühen, wenn Energielosigkeit oder Müdigkeit Oberhand gewinnen.

Yoga-Roll-On

10 ml Jojobaöl
4 Tropfen Grapefruit
2 Tropfen Neroli 10 %

Jojobaöl in ein 10-ml-Roll-On-Fläschchen geben und die ätherischen Öle einträufeln. Auf Puls, Nacken, Schläfen usw. rollern.

Nach dem Sport

Belebendes-Duschshampoo

50 ml neutrales Shampoo
8 Tropfen Grapefruit
5 Tropfen Wacholderbeere

Zutaten in ein 50-ml-Braunglasfläschchen füllen.

Zitronat-Zitronenöl

100 ml Mandelöl
10 Tropfen Zitronat-Zitrone
10 Tropfen Lavendel fein

Ätherische Öle in ein 100-ml-Mandelölfläschchen träufeln. Das erfrischende Körper- und Massageöl in die noch feuchte Haut nach dem Duschen oder Baden einmassieren.

Gelenk-Massageöl

50 ml Johanniskrautöl
12 Tropfen Grapefruit
8 Tropfen Wintergrün

Johanniskrautöl in ein 50-ml-Braunglasfläschchen füllen. Die ätherischen Öle dazugeben. Das schmerzlindernde und durchblutungsfördernde Öl in Arme und Beine einmassieren. Bei Anwendung vor und nach dem Sport kann ein Muskelkater vermieden werden.

Muskelkater-Bad

2 EL Meersalz
3 Tropfen Grapefruit
3 Tropfen Wacholderbeere
3 Tropfen Muskatellersalbei
3 Tropfen Petit Grain Bigarade

Ätherische Öle in das Salz geben und vermischen. Ein Vollbad einlassen und die entspannende Wirkung genießen.

Entstauungsfußbad

2 EL Meersalz
7 Tropfen Zitrone
3 Tropfen Grapefruit
1 Tropfen Wacholderbeere

Ätherische Öle in das Salz geben und vermischen. Das Salz in lauwarmem Wasser auflösen. Eine Wohltat nach langen Wanderungen. Bei geschwollenen, gestauten und schweren Beinen.

Energie-Fußöl

20 ml Mandelöl
3 Tropfen Zypresse
2 Tropfen Grapefruit
3 Tropfen Bergamotte

Zutaten in ein 20-ml-Braunglasfläschchen füllen. Die Füße nach dem Bad damit einölen.

Körperliche Beschwerden lindern – Aromatherapie und -pflege

Die Aromatherapie zählt zu den komplementärmedizinischen Methoden und wird der Phytotherapie zugeordnet. Sie befasst sich mit der heilsamen Anwendung naturreiner ätherischer Öle.

Seit den letzten drei Jahrzehnten werden ätherische Öle unter einem ganzheitlichen Ansatz sowohl im privaten Bereich als auch in der Pflege erfolgreich eingesetzt.

Ätherische Öle sind kein Ersatz für notwendige Medikamente. Sie werden eingesetzt, um die medikamentöse Behandlung zu unterstützen, die Selbstheilungskräfte zu mobilisieren und das Immunsystem zu stärken.

Zitrusöle sind sehr gut geeignet, um einen Einstieg in die Aromatherapie zu finden. Der Duft ist bei vielen Menschen beliebt und wirkt neben der Linderung des einen oder anderen Symptoms zusätzlich aufmunternd und harmonisierend auf den menschlichen Organismus.

Die Aufnahme der Öle erfolgt über die Nase und über die Haut in Form von Einreibung, Massage, Waschung oder Kompresse. Behandelte Personen und Anwendende erleben die Kombination aus Duft und Berührung als große Unterstützung und Bereicherung. In aromatherapeutischen Mischungen sind Zitrusöle besonders bei folgenden Symptomen geeignet:

Krampfadern, Ödeme

Unsere Venen in den Beinen leisten täglich Schwerstarbeit, speziell wenn wir lange stehen oder sitzen. Mit zunehmendem Alter stellt sich u. U. eine verminderte Leistungsfähigkeit der Venen in den Beinen ein. Zitronen-, Wacholderbeeren- und Zypressenöl haben tonisierenden Eigenschaften und wirken stärkend.

Venen-Entlastungsöl

50 ml Aloe-Vera-Öl
- 5 Tropfen Grapefruit
- 4 Tropfen Wacholderbeere
- 3 Tropfen Zypresse
- 3 Tropfen Zitrone

Aloe-Vera-Öl in ein 50-ml-Braunglasfläschchen füllen und die ätherischen Öle dazugeben. Zweimal täglich die Beine einreiben.

Lymphödem-Öl

100 ml Mandelöl
20 Tropfen Grapefruit
5 Tropfen Zitrone
4 Tropfen Zypresse
1 Tropfen Fenchel

Aloe-Vera-Öl in ein 50-ml-Braunglasfläschchen füllen und die ätherischen Öle dazugeben. Zweimal täglich einreiben.

Erkältungskrankheiten

Bei Erkältungskrankheiten wird Zitronenöl mit seiner antiviralen Wirkung in Nasenpflegemischungen, Nasenduschen oder Erkältungsölmischungen verwendet. Bei Fieber unterstützt das Öl die temperatursenkende Wirkung von Waden- und Pulswickeln um ca. 1 °C.

Erkältungsöl

20 ml Mandelöl
2 Tropfen Orange
3 Tropfen Lavendel fein
4 Tropfen Ravintsara

Mandelöl in ein 20-ml-Braunglasfläschchen füllen. Die ätherischen Öl dazugeben. Mit der Mischung Nase, Wangen, Brust und Fußsohlen einreiben.

Halsweh-Salz

50 g Meersalz
3 Tropfen Bergamotte
3 Tropfen Zitrone
1 Tropfen Pfefferminze

Zutaten in das Salz träufeln und vermischen. Einen halben Teelöffel der Mischung in ein Glas lauwarmes Wasser geben und verrühren. Mit der Lösung kräftig gurgeln.

Immunstark-Honig

250 g Honig
3 Tropfen Zitrone
3 Tropfen Orange
2 Tropfen Latschenkiefer

Zutaten in ein Glas Honig geben und vermischen. Über einen Zeitraum von 3–4 Wochen täglich einen Teelöffel voll im Mund zergehen lassen.

Appetitlosigkeit, Übelkeit

Ätherische Öle, wie zum Beispiel Grapefruit, lösen über den Nervus vagus, den sogenannten Entspannungsnerv, Reflexe aus, die die Magensaftproduktion anregen und verdauungsfördernd wirken. Hält die Magensaftproduktion längere Zeit an, erzeugt sie Appetit. Übelkeit, die durch Reisen, niedrigen Blutdruck,

Schwangerschaft oder Chemotherapie verursacht wird, lässt sich durch den Duft von Orange oder Zitrone gut behandeln. Beide Öle wirken antiemetisch, d. h. sie unterdrücken Erbrechen und Übelkeit.

Anregender Riechstift

2–3 Tropfen Grapefruit, Zitrone
oder Orange

Ätherisches Öl auf das Watteröllchen des Riechstifts geben und nach Bedarf daran schnuppern.

Frauenthemen

Laut einer Studie aus dem Jahr 2014, die in Seoul, Südkorea, durchgeführt wurde, hilft Frauen in und nach den Wechseljahren allein schon das Schnuppern an einem Nerolifläschchen, um den Blutdruck zu senken, den Hormonspiegel auszugleichen und Herzrasen zu lindern. Neroli gehört zu den ätherischen Öle mit der stärksten beruhigenden und antidepressiven Wirkung.

Ähnlich wie Lavendel fein wirkt auch Yuzu-Zitrone beim prämenstruellen Syndrom (PMS) stimmungsausgleichend und harmonisierend.

Mandarine rot, Bergamotte und Petit Grain Bigarade wirken aufgrund des Estergehalts entkrampfend und werden zum Beispiel in Mischungen gegen Menstruationsbeschwerden eingesetzt.

Wechseljahre-Blutdrucköl

100 ml Mandelöl
15 Tropfen Neroli 10 %
15 Tropfen Bergamotte
8 Tropfen Sandelholz

Ätherische Öle in ein 100-ml-Mandelölfläschchen träufeln. Bei Bedarf Unterbauch, Brust und Rücken damit einreiben.

Balance-Schüttelemulsion

40 ml Rosenwasser
30 ml Mandelöl
30 ml Nachtkerzenöl
5 Tropfen Neroli 10 %
5 Tropfen Muskatellersalbei
5 Tropfen Rosengeranie
5 Tropfen Zypresse

Mandel- und Nachtkerzenöl in ein 100-ml-Sprühfläschchen füllen, die ätherischen Öle einträufeln. Zum Schluss mit dem Rosenwasser auffüllen und schütteln. Vor jeder Anwendung erneut schütteln. Bei unregelmäßigem Zyklus und in den Wechseljahren anwenden. 1–2 Mal täglich auf den Unterbauch sprühen und einmassieren.

Hitzewallung-Spray

30 ml Orangenblütenwasser
8 Tropfen Zitrone
3 Tropfen Rosengeranie
2 Tropfen Muskatellersalbei

Ätherische Öle in ein 30-ml-Sprühfläschchen träufeln und mit Orangenblütenwasser auffüllen. Die kühlende Mischung auf Gesicht und Dekolleté sprühen.

PMS-Wohlfühlbad

2 EL Sahne
5 Tropfen Yuzu-Zitrone
3 Tropfen Petit Grain
2 Tropfen Lavendel fein
2 Tropfen Sandelholz

Sahne in ein Glasschälchen geben und die ätherischen Öle einträufeln. Bei PMS-bedingten Stimmungsschwankungen ein Vollbad damit genießen.

Vor-den-Tagen-Bauchöl

50 ml Mandelöl
7 Tropfen Bergamotte
4 Tropfen Rosengeranie
3 Tropfen Muskatellersalbei

Zutaten in ein 50-ml-Braunglasfläschchen füllen. Vor den „Tagen" auf Bauch, Rücken und Innenseiten der Oberschenkel geben.

Menstruationsöl

50 ml Sesamöl
5 Tropfen Mandarine rot
2 Tropfen Bergamotte
2 Tropfen Majoran

Zutaten in ein 50-ml-Braunglasfläschchen füllen. Bei Krämpfen Bauch und Rücken einreiben.

Geruchsverlust

Virale Erkrankungen und das zunehmende Alter können zu Einschränkungen oder zum Verlust des Riechvermögens führen. Seit Auftreten von Covid-19 sind Schädigungen der die Riechzellen umgebenden Stützzellen durch das Virus bekannt. Während die Beeinträchtigung bei manchen Erkrankten nur leicht ist, reicht sie in anderen Fällen bis zum länger anhaltenden Verlust des Geruchssinns. Tägliches Riechtraining, unter anderem mit Zitrone und Limette, kann laut einer Studie von Prof. Hummel, Dresden, Gutes bewirken. Zum einen lässt sich die Neubildung von Riechzellen gezielt anregen, zum anderen sorgt die regelmäßige Konfrontation mit den natürlichen Düften dafür, dass die Geruchsinformationen im Gehirn besser ausgewertet werden können. Riechstörungen müssen immer medizinisch abgeklärt werden.

Entschlackung, Entgiftung und gezügelter Appetit

Um gesund zu bleiben, ist es immer wieder notwendig, die Selbstreinigungskräfte des Körpers zu aktivieren. Darm und Leber sind das Zentrum unseres Stoffwechsels. Sie sind für den Abbau und die Ausscheidung von Stoffwechselprodukten und Giftstoffen verantwortlich. Die Leber regt zusätzlich die Gallensaftproduktion an, die sich wiederum entlastend auf den Fettstoffwechsel auswirkt.

Zitrusöle, insbesondere das ätherische Zitronenöl, können bei einer gestauten und überarbeiteten Leber entlastend wirken, da der Wirkstoff d-Limonen die Entgiftungsenzyme in Leber, Galle und Dünndarm in hohem Maße fördert und anregt.

Im Ayurveda werden zur Entlastung der Leber regelmäßig Ölzieh-Kuren angewendet. Sie fördern die Ausleitung von Schwermetallen und Giftstoffen. Insbesondere während Fastenkuren ist das Ölziehen eine sinnvolle Ergänzung.

Der Entgiftungs- und Entlastungsprozess kann nicht nur innerlich, sondern auch äußerlich begleitet werden. Hierfür eignen sich Leberwickel, Auflagen, Kompressen und Leber-Entstauungsmischungen.

Zur Förderung der Gallensaftproduktion kann bereits das Schnuppern an Riechfläschchen, Inhalierstift, Duftstein, Vlies, Riechsalzen oder -zucker unterstützend wirken. Bei hoher geistiger Beanspruchung während einer Fastenkur hat sich das langsame Kauen von aromatisierten Nüssen und Kernen bewährt.

Das A und O einer Entschlackung ist das Ausleiten von Giftstoffen über die Nieren. Vermehrtes Trinken verstärkt diese Ausleitungsfunktion und reguliert zusätzlich den Elektrolyt- und Säure-Basen-Haushalt.

Um ein vermehrtes Trinken anzuregen, lässt sich hochwertiges Quell- oder Leitungswasser (ohne Kohlensäure) mit Zitrusölen, die den Stoffwechsel in Gang bringen, geschmacklich gut aufbereiten. Die Nieren leiten nicht nur Giftstoffe, sondern auch Harnstoff, Harnsäure sowie Kreatinin aus.

Über den Tag verteilt können 1–2 l von dem aromatisch vitalisierten Wasser getrunken werden.

Entschlacken und entgiften

Detox-Wasser

1 l Mineralwasser
½ Bio-Zitrone (Orange, Grapefruit)
¼ Saft einer Zitrone
5–10 Scheiben Gurke
2 Scheiben frischer Ingwer
3 Tropfen Zitrone
2 Tropfen Grapefruit
1 Prise Salz

Ätherische Öle in den Saft der Zitrone träufeln. Gewaschene halbe Zitrusfrucht, Zitronensaft, Ingwer und Salz in ein Glaskaraffe geben und diese mit dem Mineralwasser auffüllen. Zum Schluss die Gurkenscheiben dazugeben. Detox-Wasser und zusätzlich Wasser pur über den Tag verteilt trinken.

Bergamotte-Vital-Wasser

1 l Stilles Mineralwasser
¼ Saft einer Bio-Zitrone (Limette)
3 Tropfen Bergamotte

Ätherische Öle in den Zitronen- oder Limettensaft geben und mit dem Wasser auffüllen. Das Vital-Wasser kann je nach Geschmack auch mit anderen Zitrusölen angesetzt werden. Gut geeignet sind Zitrone-, Limette- und Grapefruitöl einzeln oder in Mischung.

Aroma-Trinkwasser

1 l Stilles Mineralwasser
¼ Saft einer Bio-Zitrone (Orange)
3 Tropfen Orange
3 Tropfen Zitrone

Ätherische Öle in den Zitrussaft geben und in eine Glaskaraffe füllen. Mit dem Wasser auffüllen. Die täglich Trinkmenge kann mit dieser Rezeptur deutlich gesteigert werden.

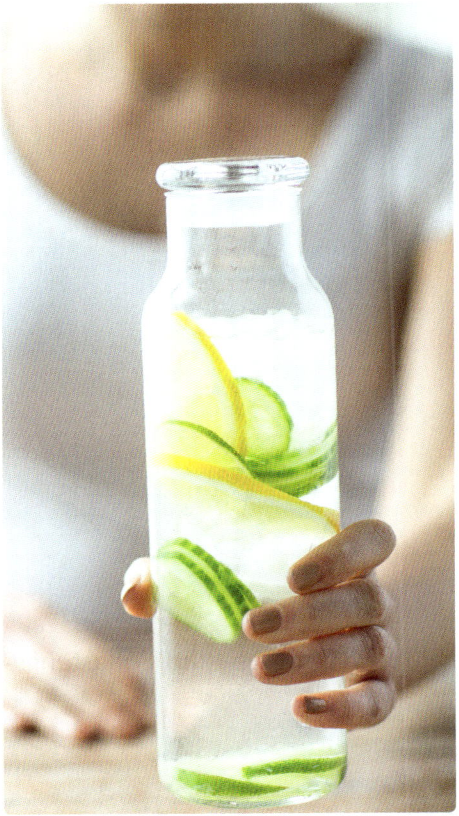

Zitro-Vital-Shot

3 Äpfel (nicht zu sauer)
1 Bio-Zitrone
2 Scheiben Ingwer
1 Stückchen Kurkuma
5 Tropfen Zitrone

Zutaten zunächst ohne Zitrone und ätherische Öle in den Entsafter geben. Zum Schluss die gewaschene, geviertelte Zitrone ohne Kerne, aber mit Schale dazugeben. In den fertigen Frischsaft das ätherische Öl geben und umrühren. In kleinen Portionen (20 ml) pur genießen. Ergänzt werden kann der Drink durch Zugaben von ein paar Tropfen eines Pflanzenöls mit ungesättigten Fettsäuren, zum Beispiel Sanddornfruchtfleischöl. Der vitalisierende Drink ist im Kühlschrank bis zu einer Woche haltbar.

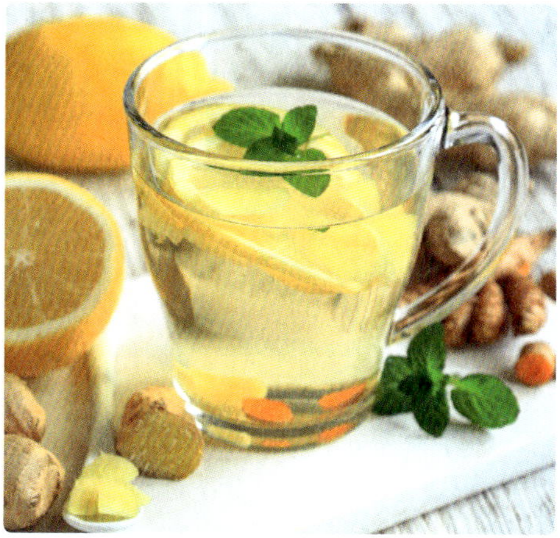

Zitronen-Ölziehen

1 EL Sesamöl
1 Tropfen Zitrone

Das ätherische Öl in das Sesamöl geben und damit vermischen. Morgens vor dem Zähneputzen die Ölmischung 10–15 min. im Mund hin- und herbewegen und durch die Zähne ziehen, bis das Öl milchig wird. Danach in ein Stück Küchenpapier spucken und im Restmüll entsorgen. Sesamöl bindet Schwermetalle und Giftstoffe. Das Zitronenöl desinfiziert die Mundhöhle und verleiht der Rezeptur einen angenehmen Geschmack.

Leberwickel

50 ml Sesamöl
8 Tropfen Zitrone
3 Tropfen Petit Grain Bigarade
2 Tropfen Rosmarin Verbenon

Ätherische Öle in das Sesamöl geben und gut vermischen. Die Ölmischung auf die Leberregion auftragen und ein feuchtes, heißes Baumwolltuch darüberlegen. Mit einem großen Handtuch abdecken, eine Wärmflasche auflegen und ca. 20–30 min. ruhen. Die Anwendung am besten zwischen 13–15 Uhr im Liegen durchführen.

Leberauflage

2 EL Sesamöl
4 Tropfen Zitrone
2 Tropfen Ingwer
2 Tropfen Rosmarin Verbenon

Das Öl auf einen Waschlappen oder ein Leinenläppchen auftragen und auf die Leberregion legen. Mit einem Handtuch abdecken (siehe Leberwickel).

Lymph-Entlastungsöl

100 ml Sesamöl
15 Tropfen Grapefruit
12 Tropfen Zitrone
8 Tropfen Zypresse

Nach dem Duschen das Öl großflächig auf Bauch, Beine und Arme in die noch feuchte Haut einmassieren und einwirken lassen.

Detox-Duschbalsam

200 ml neutrale Flüssigseife
15 Tropfen Petit Grain Bigarade
12 Tropfen Grapefruit
12 Tropfen Orange
10 Tropfen Palmarosa

Ätherische Öle in einen Seifenspender geben und mit der Flüssigseife auffüllen. Die Mischung vermengen und vor der Anwendung schütteln.

Zitruspeeling

5 EL Meersalz od. Steinsalz
3 EL Sesamöl
8 Tropfen Orange
8 Tropfen Grapefruit
5 Tropfen Zitrone

Salz in ein Schraubglas füllen. Ätherische Öle und das Sesamöl dazugeben. Während des Duschens die Haut damit abrubbeln.

Detox-Körperpflegeöl

100 ml Sesamöl
12 Tropfen Wacholderbeere
8 Tropfen Zitrone
8 Tropfen Bergamotte
8 Tropfen Lavandin

Nach dem Duschen in die noch feuchte Haut einmassieren.

Appetitzügler

„Zwischenmahlzeit"

10 ml Jojobaöl
2 Tropfen Blutorange
3 Tropfen Pfefferminze

Ätherische Öle in ein 10-ml-Roll-On-Fläschchen träufeln und mit Jojobaöl auffüllen. Bei Bedarf unter der Nase auftragen oder nur daran riechen.

Limette-Eisstäbchen

100 ml Mineralwasser
¼ Saft einer Bio-Zitrone
5 Tropfen Limette
1 Tropfen Pfefferminze

Ätherische Öle in den Zitronensaft träufeln und mit dem Wasser auffüllen. Im Eisfach in Stäbchen- oder Würfelsilikonförmchen erstarren lassen. Erfrischender, kühlender Appetitzügler zum Lutschen oder zur Ergänzung im Trinkwasser.

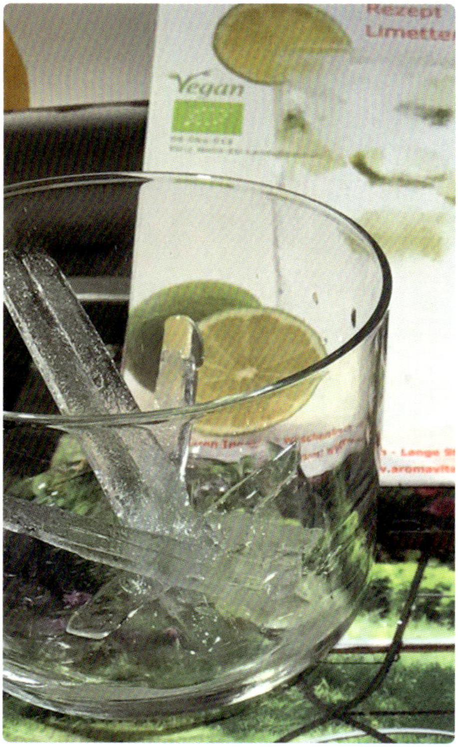

Zitrus-Shoyu-Kerne

100 g Sonnenblumenkerne
1–2 EL Shoyu
2 Tropfen Limette
2 Tropfen Zitrone

Ätherische Öle in den Shoyu träufeln. Sonnenblumenkerne in einer Pfanne leicht anrösten und zur Seite stellen. Die Würzsoße über die warmen Kerne geben und mit einem Holzlöffel gut verrühren. Die Kerne langsam und bewusst kauen.

Duftcocktail-Öl

10 ml Mandelöl
8 Tropfen Zitrone
4 Tropfen Pfefferminze

Zutaten in ein 10-ml-Fläschchen füllen und zum Riechen immer griffbereit bei sich tragen. Die Ölmischung im Bereich des Kinngrübchens einmassieren.

Appetit-Bremse-Stift

7 Tropfen Zitrone
2 Tropfen Pfefferminze

Die ätherischen Öle auf das Watteröllchen eines Aromastifts geben und bis zu 10 Mal täglich daran riechen. Der Duft wirkt stoffwechselanregend und appetitzügelnd.

Schmackhafte Rezepte mit Zitrus – Bio-Aromen erobern die Küche

Kochen mit Zitrusaromen ist nicht neu. Unsere Großmütter backten schon in den Fünzigerjahren mit Zitronenaroma. In der modernen Bio-Aromaküche verwenden wir ausschließlich 100 % naturreine ätherische Öle in Bio-Qualität, die garantiert rückstandskontrolliert sind.

Zitrusöle sind vorrangig als „Würzöle“ bekannt. Ein wichtiger Aspekt für ihre Verwendung ist auch der vitalisierende und energetisierende Effekt. Das in Zitrusschalenölen vorkommende d-Limonen erhöht im Dünndarm und in der Leber die Aktivität von Entgiftungsenzymen. Nach Prof. Dr. Bernhard Watzl, Max-Rubner-Institut in Karlsruhe, sollte die tägliche Aufnahme an d-Limonen bei ca. 170 mg liegen.

Seit den Achtzigerjahren ist zudem bekannt, dass d-Limonen eine Hemmwirkung auf die Tumorentstehung hat. Dies konnte in Tierversuchen eindeutig nachgewiesen werden. Interessant ist auch, dass d-Limonen vollständig vom Körper verstoffwechselt wird. Im Blutplasma ist es bereits nach 4 Stunden nur noch in Spuren nachweisbar.

Die Aufnahmemöglichkeit von d-Limonen über Zitrusschalenöle ist insbesondere dann interessant, wenn es nicht durch andere Nahrungsmittel aufgenommen wird.

Zitrusöle sind in Lebensmittelqualität erhältlich. Sie können u. a. in folgenden Lebensmitteln/Speisen verwendet werden:

- Speisefette (z. B. Oliven-, Sesam-, Kokosöl, Ghee u. s. w.)
- Speiseessig (z. B. Balsamico)
- Salz
- Geröstete Samen und Nüsse
- Gewürze (z. B. Pfeffer)
- Frische Kräuter (Seite 149)
- Dips
- Sahne, Quark, Joghurt
- Süßmittel (Zucker, Honig, Ahornsirup, Agavendicksaft)
- Schokolade
- Süßspeisen
- Eingemachtes (Chutney, Marmeladen und Kompotte)
- Kuchen, Gebäcke und Marzipan
- Limonaden
- Säfte
- Smoothies, Shots
- Drinks, Cocktails

Speiseöle und Fette

Limette-Olivenöl

50 ml Olivenöl
6 Tropfen Limette
5 Tropfen Zitrone

Zutaten in ein 50-ml-Fläschchen füllen und zum Abrunden von Speisen oder mit Baguette als Amuse-Bouche vor dem Essen verwenden.

Mediterran-Olivenöl

50 ml Olivenöl
3 Tropfen Zitrone
2 Tropfen Mandarine rot
2 Tropfen Thymian Linalool

Zutaten in ein 50-ml-Fläschchen füllen. Für Dips, Marinaden und Soßen. Zur Ergänzung von blanchiertem oder gegrilltem Gemüse.

Asia-Sesamöl

50 ml Sesamöl
4 Tropfen Limette
3 Tropfen Zitrone
1 Tropfen Pfeffer grün

Zutaten in ein 50-ml-Fläschchen füllen. Gut geeignet für vegetarische und asiatische Gerichte. Das Würzöl erst nach dem Kochvorgang über blanchiertes Gemüse oder Getreide geben.

Zitronen-Orangen-Ghee

250 g Ghee (Butterschmalz)
20 Tropfen Zitrone
20 Tropfen Orange

In das durch den Herstellungsprozess noch warme oder in ein wieder erwärmtes Ghee die ätherischen Öle geben und alles gut miteinander vermengen. In ein 250-ml-Schraubglas abfüllen und erkalten lassen. Zitronen-Orangen-Ghee teelöffelweise zur Abrundung der Speisen und zur Verdauungsförderung dem Essen beifügen. Gut geeignet als Zugabe von Getreidegerichten, wie zum Beispiel Buchweizen, Grünkern, Graupen und Linsen. Alternativ kann die Hälfte der Tropfenzahl der Zitrone durch Limette ersetzt werden.

Würziger Essig

Zitro-Balsamico

150 ml Crema Balsamico
7 Tropfen Limette
5 Tropfen Orange
3 Tropfen Ingwer

Ätherische Öle in den Balsamico träufeln, die Flasche verschließen und kräftig schütteln. Für Salate, Marinaden oder als Dip.

Salz

Bergamotte-Salz

50 ml Natursalz
5 Tropfen Bergamotte
2 Tropfen Koriandersamen

Ätherische Öle in ein 50-ml-Schraubglas träufeln und das Glas schwenken, sodass die Wand rundherum damit benetzt wird. Salz dazugeben und gut schütteln. Für Rohkost, Marinaden, Dips, Soßen und Smoothies. Bergamotte-Salz schmeckt besonders gut zu frischen Ofenkartoffeln, Sauerrahm und grünem Salat.

Geröstete Samen

Limette-Gomasio

100 g Sesamsamen
1 TL Natursalz
10 Tropfen Limette

Sesamsamen in der Pfanne goldbraun rösten. Wenn die ersten Körner zu springen beginnen, Salz hinzufügen. In eine Gomasio-Schale füllen, Limettenöl dazu träufeln und mit dem Holzstößel langsam reibend die Samen gegen den gerillten Rand der Schale drücken. Gomasio mit Brot, zu gedünstetem Gemüse oder vielen anderen Speisen essen.

Gewürze

Orangen-Pfeffer

50 g Schwarze Pfefferkörner
12 Tropfen Orange

Ätherisches Öl in eine saubere Pfeffermühle aus Glas träufeln und die Mühle schwenken, sodass die Wand rundherum damit benetzt wird. Pfefferkörner einfüllen, verschließen und kräftig schütteln.

Frisch gehackte Kräuter

Schneidbrettmethode

1 Bündel frische gemischte Kräuter
3 Tropfen Zitrone

Ätherisches Öl auf ein angefeuchtetes Holzbrett träufeln, das Brett damit einreiben und die Kräuter mit einem Wiegemesser schneiden.

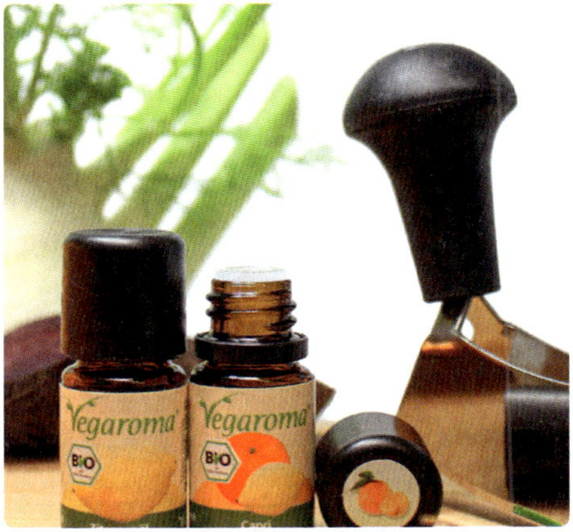

Dip

Lemon-Dip

200 g Cremejoghurt
1 frische Bio-Zitrone
5 Tropfen Zitrone

Ätherisches Zitronenöl in den Joghurt geben und verrühren. Zur Dekoration Zitronenzeste darüber geben. Mit Bergamotte-Salz (siehe Seite 149) abschmecken.

Süßmittel

Orangen-Zucker

50 g Rohr- oder Birkenzucker
7 Tropfen Orange
3 Tropfen Vanilleextrakt

Ätherische Öle in ein 50-ml-Schraubglas träufeln und das Glas schwenken, sodass die Wand rundherum damit benetzt wird. Zucker hinzugeben und gut schütteln.

Mandarinen-Sirup

100 ml Ahornsirup
7 Tropfen Mandarine rot
6 Tropfen Orange

Ätherische Öle in den Ahornsirup geben und vorsichtig hin- und herwiegen. Für Müsli, Desserts, Eiswürfel, Cocktails oder Smoothies.

Bergamotte-Honig

100 ml Akazienhonig
8 Tropfen Orange
5 Tropfen Bergamotte
3 Tropfen Vanilleextrakt

Ätherische Öle in den Honig geben und vorsichtig umrühren.

Süßspeisen

Orangen-Joghurt-Müsli

200 g Joghurt oder Quark
1–2 Tropfen Orange, Zitrone oder Mandarine rot

Ätherische Öle in Joghurt oder Quark mischen. Mit Müsli und frischen Früchten genießen.

Yuzu-Joghurt

200 g Joghurt (3,8 %ig)
1–2 Tropfen Yuzu-Zitrone

Ätherisches Öl in den Joghurt mischen und genießen.

Yuzu-Joghurteis

200 g gefrorener Joghurt (3,8 %ig)
2 Tropfen Yuzu-Zitrone
2 Tropfen Vanilleextrakt

Joghurt im Mixer verquirlen und ätherische Öle hinzufügen.

Sorbet

100 g tiefgeforene Himbeeren
100 g gefrorener Joghurt
3 Tropfen Bergamotte
2 Tropfen Vanilleextrakt

Himbeeren und Joghurt mixen. Ätherische Öle einträufeln und das Eis in Schälchen portionieren.

Getränke

Zitronen-Limetten-Lassi

250 g Joghurt
215 ml Mineralwasser
1 EL Zitronensaft
5 Tropfen Limette

Joghurt und Wasser mit dem Mixer verquirlen. Ätherische Öle in den Zitronensaft träufeln und diesen in die Joghurtmasse geben. Mit Salz und Pfeffer abschmecken.

Earl-Grey-Tee

100 g Schwarzen oder Grünen Tee
15 Tropfen Bergamotte

Ätherisches Öl in ein 100-ml-Schraubglas träufeln und das Glas schwenken, sodass die Wand rundherum damit benetzt wird. Tee hinzugeben, schütteln und für ein paar Tage ruhen lassen.

Energie-Smoothie

300 g Babyspinat
½ Bio-Zitrone
je 1 Scheibe Ingwer + Kurkuma
1 Banane
1 Avocado
7 Tropfen Limette
5 Tropfen Vanilleextrakt

Zitrone leicht auspressen und die ätherischen Öle in den Saft geben. Den Rest der Zitrone zusammen mit der Schale und den weiteren Zutaten in einen Mixer geben. Zum Schluss den Zitronensaft mit den ätherischen Ölen einrühren. Vitalisierender Drink für 6–8 Gläser.

Limoncello

1 L Wodka
1 L Mineralwasser
500 g Rohzucker
3 Bio-Zitronen
10 Tropfen Zitrone
8 Tropfen Bergamotte

Zitronenschale dünn abziehen und mit dem Alkohol in einem Tongefäß ansetzen. 10 Tage ziehen lassen, abseihen und ätherische Öle dazugeben. Wasser und Zucker aufkochen, abkühlen lassen und mit dem angesetzten Alkohol mischen. In kleinere Flaschen abfüllen.

Zitrusfrische für den Haushalt

Zitrusöle sind aufgrund ihres frischen Dufts, ihrer fettlösenden und keimreduzierenden Eigenschaften für den Hausputz bestens geeignet. In Kombination mit Apfelessig, Zitronensäure, Natron, Soda, Schmierseife, Speisestärke und Kokos- oder Leinöl sind sie vielseitig einsetzbar. Sind die Grundsubstanzen einmal vorrätig, ist das benötigte Haushalts- oder Reinigungsmittel auf die Schnelle selbst hergestellt, mit dem großen Vorteil, dass Plastik reduziert und die Umwelt geschont wird. Für den Hausputz können auch alle Zitrusöle eingesetzt werden, die die empfohlene Haltbarkeitszeit überschritten haben. Mit Zitrusdüften wird Putzen zur wahren Freude. Ganz nach dem Motto von Thich Nhat Hanh: **„Wie wunderbar es ist, zu putzen und sauber zu machen. Tag für Tag werden Herz und Geist klarer."**

Orangen-Küchenreiniger

1 l Wasser
3 EL Natron
15 Tropfen Orange

Ätherisches Öl in das Natron geben und mit Wasser auffüllen.

Kühlschrank-Spray

90 ml Wasser
10 EL Apfelessig
1 TL Soda
6 Tropfen Zitrone
6 Tropfen Lavandin
3 Tropfen Thymian Thymol

Ätherisches Öl in den Essig geben, in eine Sprühflasche füllen und Wasser dazugeben.

Zitro-Flächenreiniger

1 l Wasser
3 EL Haushaltsessig
12 Tropfen Zitrone
7 Tropfen Grapefruit

Ätherisches Öl in den Essig geben und mit Wasser auffüllen.

Zitronen-Badreiniger

500 ml Wasser
5 EL Zitronensäure
10 Tropfen Zitrone
5 Tropfen Lemongrass

Ätherisches Öl in die Zitronensäure geben und mit Wasser auffüllen. Für Waschbecken, Dusche und Wanne sowie zur Abflusspflege.

Hygienespray

10 ml Wodka
40 ml abgekochtes Wasser
50 Tropfen Zitrone
30 Tropfen Lemongrass
10 Tropfen Thymian Thymol

Ätherisches Öl in den Alkohol geben und mit Wasser auffüllen. Für Toilettenbrillen, Handläufe, Türgriffe usw.

Mülleimergerüche-Ex

2 Tropfen Zitrone
2 Tropfen Lavandin
2 Tropfen Latschenkiefer

Ätherische Öl auf ein Küchenpapier geben. Küchen- oder Badezimmermülleimer damit auswischen. Nach Bedarf ein neues Tuch beduften und unter den Beutel legen.

Zitro-Fußbodenreiniger

5 l Wasser
30 ml Schmierseife
10 Tropfen Zitrone
10 Tropfen Orange
5 Tropfen Lorbeerblätter

Ätherisches Öl in die Schmierseife geben und mit dem Wasser auffüllen. Zum Wischen von Fliesen und Laminatböden.

Orangen-Holzpolitur

100 ml Leinöl
25 Tropfen Orange

Ätherisches Öl in das Leinöl träufeln und Naturholzböden und unbeschichtete Holzmöbel damit einölen. In Verbindung mit warmem Wasser auch zum Wischen von gewachsten Holzböden geeignet.

Zitro-Fensterreiniger

500 ml Wasser
2 EL Haushaltsessig
20 Tropfen Zitrone
20 Tropfen Orange

Ätherisches Öl in den Essig geben und mit Wasser auffüllen. Zum Reinigen von Fenstern und Glasscheiben.

Etikettenlöser

2 Tropfen Orange oder Mandarine

Zur Ablösung von Preisschildern und Etiketten.

Aroma-Ex

10 ml Wodka
10 ml Orange (altes Öl)

Zur Reinigung der Porzellan- oder Glasschälchen von Duftlampen.

Anhang

Stichwortverzeichnis

Literaturverzeichnis

Bittere und süße Orangen, Potsdamer Pomologische Geschichten, vacat Verlag, 2005

Bradly, Steve; Bradly, Val: Duftgärten, Pflanzen für jede Jahreszeit, Dorling Kinderlsley, 2006

Davis, Patricia: Aromatherapie von A–Z, 2000

Deutsch, Evelyn; Buchmayr, Bärbl; Eberle, Marlene: Aromatherapie Handbuch, Eigenverlag, 2013

Die goldenen Äpfel, Förderkreis der naturwissenschaftlichen Museen Berlins e. V., 1996

Fazzioli, Edoardo: Des Kaisers Apotheke, Gustav Lübbe Verlag, 1989

Friedrich, Theo: Vom Hesperidengarten zum Volkspark, Edelmann Verlag, 1993

Balsam, S.: Geliebte Fremdlinge: Von Citronen und Goldorangen, Förderverein Freundeskreis Barockgarten Großsedlitz, 2015

Hatt, Prof. Dr. Hanns: Das kleine Buch vom Riechen und vom Schmecken, Knaus Verlag, 2012

Herber, Sabrina: Basics Ätherische Öle, Joy Verlag 2019

Honegger, Mina u. Andreas: Das kleine Buch der Zitruspflanzen, Insel TB, 2020

Jahrbuch Bochumer Botanischer Verein: Pflanzenporträt Zitrusfrüchte, 2010

Jordan, Michael: Arboretum–70 Bäume–70 Städte, Prestel, 2019

Kettenring, Maria M.: Duftküche, Kneipp Verlag, 2014

Klock, Monika u. Peter: Das große Buch der Zitruspflanzen, Ulmer Verlag, 2007

Maitra, Oliva: Das duftende Büro – eine Untersuchung zur Raumbeduftung in kleinen und mittleren Unternehmen, Primavera Fachbuch der Aromakultur, Band 2, 2009

Martinez, Hartwig: Taschenbuch der Riechstoffe, Harri Deutsch Verlag, 1998

Michalsen, Prof. Dr. Andreas: Mit Ernährung heilen, besser essen, einfach fasten, länger leben. Neuestes Wissen aus Forschung und Praxis, Insel Verlag, 2019

Mojay, Gabriel: Aromatherapie für die Seele, Goldmann Verlag, 1999

Nagel, Beate: Art Parfum, Verlag Art Parfum, 2019

Ohloff, Günther: Irdische Düfte, himmlische Lust, Birkhäuser Verlag, 1992

Ornstein, Robert E.; Sobel, David: Gesund durch Lebensfreude, Rowohlt, 1997

Popp, Fritz-Albert: Die Botschaft der Nahrung, Fischer, 1993

Schnebeli-Graf, Ruth: Blütenland China, Birkhäuser, 1995

Watzl, Prof. Dr. Bernhard; Leitzmann, Claus: Bioaktive Substanzen in Lebensmitteln, Hippokrates Verlag, 2005

Werner, M.; Braunschweig, R. v.: Praxis Aromatherapie, Haug Verlag, 2020

Zeh, Katharina: Handbuch Ätherische Öle, Joy Verlag, 2005

Zimmermann, Eliane: Aromatherapie für Pflege- und Heilberufe, Haug Verlag, 2018

Zimmermann, Eliane: Hydrolate, Aromapflege Verlag, 2013

Fachartikel

Citrus fruit fresh and processed – Statistical Bulletin 2016, FAO, Rom

Dürbeck, Klaus: Die Technologie der Herstellung von Schalenölen, Forum, 26, 2004

Engelhardt, Gerlinde; Wolz, Dr. Dietmar: Arzneimittel – interaktive Inhaltsstoffe aus Grapefruit, Forum Essenzia, 1, 1993

Hänsel, Prof. Dr. Rudolf: Agrumenöle, Forum Essenzia, 30, 2007

Häringer, Dr. Erwin: Marlboro und Coca-Cola. Über den versteckten Umgang mit ätherischen Ölen, Forum Essenzia, 33, 2008

Hauck, Dr. David: Chemisch-physikalische Qualitäten von ätherischem Orangenöl, Forum, 55, 2020

Hummel, Prof. Dr. Thomas: Der Verlust kann jeden treffen, Der Tagesspiegel, 03.08.2019

Jellinek, Dr. J. Stephan; Meyer, Axel: Aromatherapie macht Schule, Forum Essenzia, 33, 2008

Matsumo, T.; Kimura, T.; Hayashi, T.: Does Japanese citrus fruit Yuzu (Citrus junos Sieb. Ex Tanaka) fragrance have lavender-like therapeutic effects that alleviate premenstrual emotional symptoms? A single-blind randomized crossover study. J. Altern Complement Med., 2017.

Oschatz, Marie-Louise: Neroli, Forum Essenzia, 51, 2018

Schmidt, Erich: Limonen – ein Allergen? Forum Essenzia, 37, 2011

Seo Yeon Choi; Purum Kang; Hui Su Lee; Geun Hee Seol: Effects of Inhalation of Essential Oil of Citrus aurantium L. var. amara on Menopausal Symptoms, Stress, and Estrogen in Postmenopausal Women: A Randomized Controlled Trial, Evid Based Complement Alternat Med. 2014:796518

Sparer, Eleonora: Eine Reise in das Zitronenland Sizilien, Forum Essenzia, 55, 2020.

Stahl-Biskup E.: Die chemische Extravaganz der Zitrusfrüchte. Zitrusfrüchte im Fokus von Chemie, Pharmazie und Toxikologie. München: Forum für Aromatherapie und Aromapflege, 26, 2004

Zitrusöle, Forum Essenzia, 26, 2004

Mythos Zitrone, Forum Essenzia, 1, 1993, und viele weitere Ausgaben mit Informationen zu Zitrusölen und deren Anwendungsmöglichkeiten.

Dank

Unser Dank geht an „ Primavera“ für die Bereitstellung der Fotografien und der meisten inhaltsstofflichen Analysen. Er gebührt den Kolleg*innen Ioanna Mantzouki und Holger Danner von „Primavera“, die uns mit ihren fachlich fundierten Beiträgen zu Herstellungsverfahren und Qualitätskontrollen für dieses Buch unterstützten.
Feliza K.-von Beckerath danken wir für ihre großartige Recherche zur Botanik der Zitruspflanzen. Ein besonderer Dank geht an Francesco und Concetta Salamita für ihre Gastfreundschaft und Begleitung auf den Duftreisen sowie für ihren Beitrag zu diesem Buch.

Bezugsquellen

Aromaris: aromaris.de

Bahnhofapotheke: bahnhof-apotheke.de

Farfalla: farfalla.ch

Feeling: feeling.at

Inhalierstifte: inhalierstifte.com

Jophiel: jophiel-aromaoele.de

Primavera Life: primaveralife.com

Rosa Heinz: rosa-heinz.de (Leerfläschchen und Schraubgläser)

Salamita, Francesco: Consorzio Biohortus, www.biohortus.com (Sizilien)

Taoasis: taoasis.com

Vegaroma: vegaroma.de (Lebensmittel-zertifizierte ätherische Öle)

Haftungsausschluss

Die in diesem Buch enthaltenen Empfehlungen und Angaben sind von den Autorinnen mit größter Sorgfalt zusammengestellt und geprüft worden. Eine Garantie für die Richtigkeit der Angaben kann aber nicht gegeben werden. Autorinnen und Verlag übernehmen keine Haftung für Schäden und Unfälle. Bitte setzen Sie bei der Anwendung der in diesem Buch enthaltenen Empfehlungen Ihr persönliches Urteilsvermögen ein. Der Verlag Eugen Ulmer ist nicht verantwortlich für die Inhalte der im Buch genannten Websites. Bei unklaren Beschwerden oder ernsthaften Erkrankungen sollte immer ein Arzt konsultiert werden.

Bibliografische Informationen der Deutschen Bibliothek: Die Deutsche Bibliothek verzeichnet diese Publikation in der Deutschen Nationalbibliografie; detaillierte bibliografische Daten sind im Internet über://dnb.ddb.de abrufbar. Das Werk einschließlich aller seiner Teile ist urheberrechtlich geschützt. Jede Verwertung außerhalb der engen Grenzen des Urheberrechtsgesetzes ist ohne Zustimmung des Verlages unzulässig und strafbar. Das gilt insbesondere für Vervielfältigungen, Übersetzungen, Mikroverfilmungen und die Einspeicherung und Verarbeitung in elektronischen Systemen. Der Verlag behält sich das Text- und Data-Mining nach §44b UrhG vor, was hiermit Dritten ohne Zustimmung des Verlages untersagt ist.

© 2018, 2025 Eugen Ulmer KG
Wollgrasweg 41, 70599 Stuttgart
Internet: www.ulmer.de
Umschlaggestaltung, Satz und Layout:
Feliza K.-von Beckerath
Druck und Bindung: AZ Druck und Datentechnik GmbH, Kempten
Printed in Germany

Bildnachweis

Titelbild: © Shutterstock (Subbotina, Anna)
Umschlag/Klappen: U4 © Shutterstock
Autorinnenfoto: Ina Hinsche

Inhalt: Hintergründe: © Shutterstock S. 4 ff, 48 ff, 114 ff

Inhalt: mit freundlicher Genehmigung:

© Primavera Life: 32, 33, 34 li. + re., 36 o., 38, 39, 40, 43 (Grafik: Holger Danner), 44, 95, 119, 134

© Kettenring, M.: S. 146

© Thumm, A.: S. 91

© Brunner, S.: S. 88

© Mantzouki, I.: S. 39

© Matthis, W.: S. 35, 36 u., 64, 71

© Salamita, F.: S. 90

© Pellín Martinez, Pedro Pablo: S. 95

© Vegaroma: 149

© Shutterstock: S.2, 8, 11, 12, 14, 15, 16, 17, 18 li. + re., 21, 22, 23, 24, 28, 29, 30, 46, 49, 50, 51, 53, 55, 56, 59, 61, 63, 65, 67, 70, 73, 75, 77, 79, 81, 85, 94, 99, 100, 101, 103, 104, 105, 107, 108, 109, 111, 112, 113, 114, 143, 144

© iStock: S. 16

© Nikko City Tourism Association: S. 7, 96

© Görner, T.: S. 10, 31

© Adobe Stock: S. 57, 60, 97

© Zoonar: S. 82, 87, 89, 93

© Garland, M. A.: (hosted by the USDA-NRCS PLANTS Database) S.13

© Alamy Stock Photo / Lebrecht Music & Arts: Hercules asking the Nymphs about the garden of the Hesperides, seeking the golden apples. Retelling of Greek Myths by Nathaniel, S. 19

© age Fotostock, S. 20

MIX
Papier | Fördert gute Waldnutzung
FSC® C008457
FSC www.fsc.org

 ISBN 978-3-8186-2571-9

PRIMAVERA®

Pure Lebensfreude

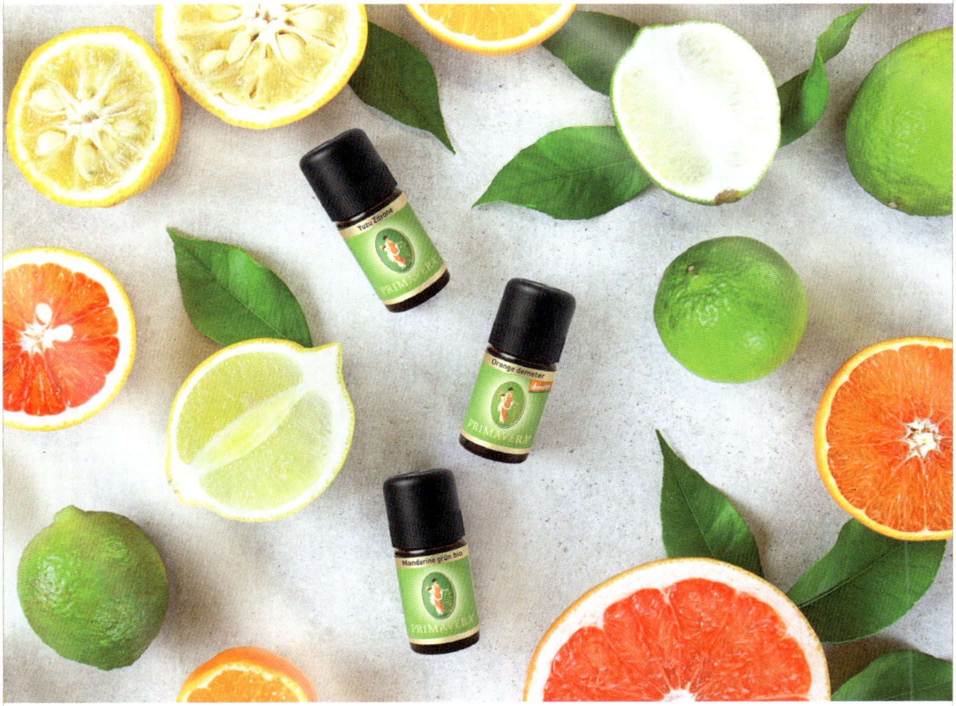

FRUCHTIGE ZITRUSDÜFTE FÜR SONNIGE STIMMUNG

MIT 100 % NATURREINEN ÄTHERISCHEN ÖLEN

VEGAN BIO

www.primaveralife.com

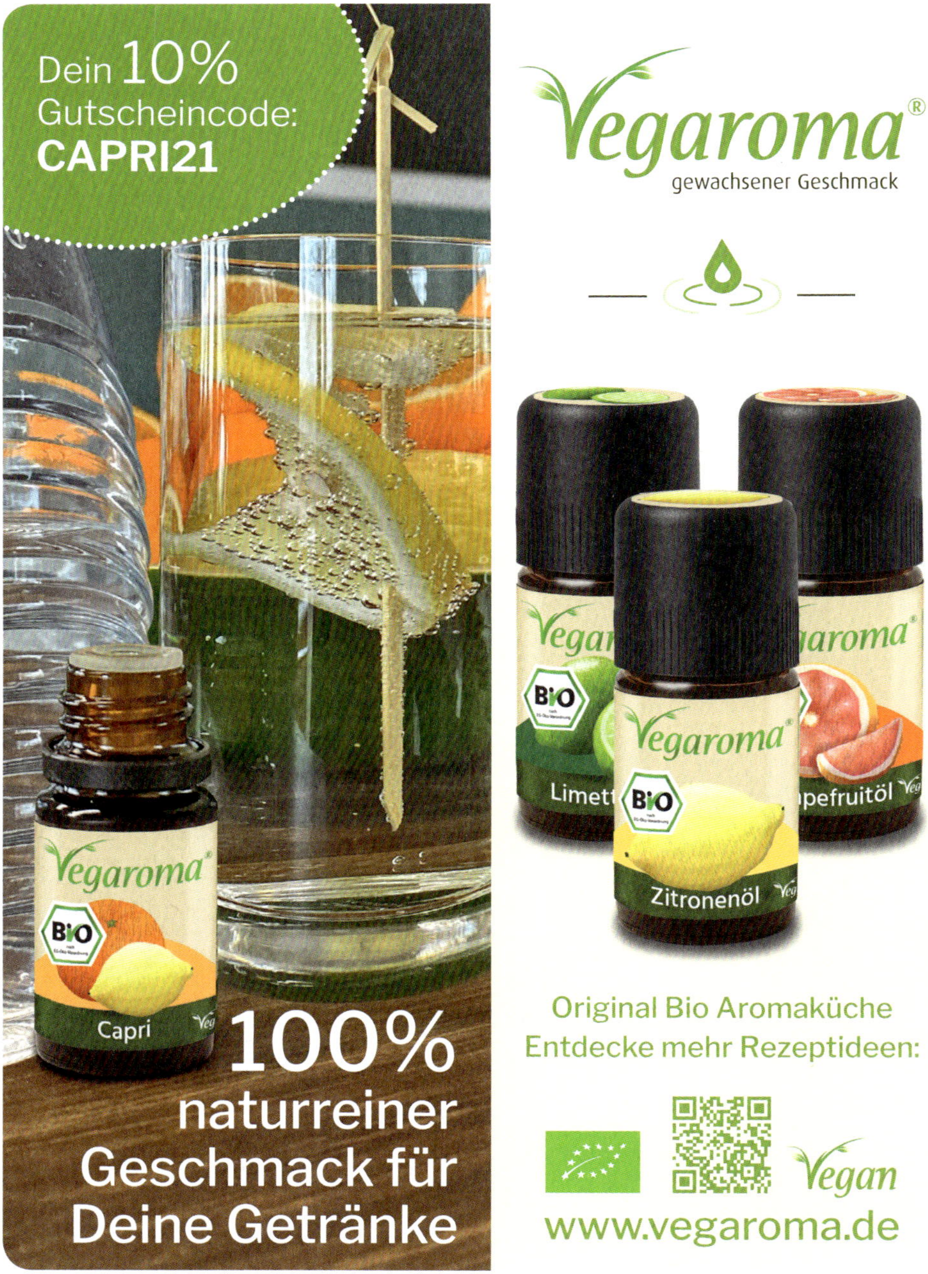
Dein 10%
Gutscheincode:
CAPRI21
Vegaroma®
gewachsener Geschmack
Vegaroma®
Capri
Zitronenöl
100%
naturreiner
Geschmack für
Deine Getränke
Original Bio Aromaküche
Entdecke mehr Rezeptideen:
Vegan
www.vegaroma.de